Entrenamientos para personas mayores

Ejercicios caseros sencillos para mejorar la fuerza, el equilibrio y la energía

Tabla de contenidos

Introducción

Peter sonrió en su vaso mientras su mente regresaba a unos años atrás. Acababa de jubilarse de su trabajo como contable en el Ministerio de Agricultura. En aquel momento, se sentía inseguro, infeliz y ansioso por su futuro. Además, sabía que no estaba en forma, ya que no se sentía bien. Tenía dolores en el cuerpo y en las articulaciones, problemas digestivos crónicos y le costaba recordar las pequeñas cosas. Estaba seguro de que su cuerpo podría fallarle en cualquier momento.

Ahora, tan solo unos años después, a los 69, Peter se sentía más sano y seguro de sí mismo que en mucho tiempo. Un día, su mujer le dijo: "He visto a tu hermana, Sharon, y dice que debes contarle tu secreto para revertir el envejecimiento". Peter se sobresaltó un poco al oír aquello. Pero luego, se rio y contestó: "No cuento esa historia por gusto. Si está preparada para hacer lo que yo hice, que venga y se lo contaré. Si no..." se encogió de hombros; descartando el tema y volviendo toda su atención a lo que estaba haciendo.

Peter era uno de los que instruía sobre cómo mantenerse en forma y sano, incluso siendo mayor.

Me interesé por la forma física de las personas mayores cuando observé que los que vivían más tiempo no eran necesariamente los que tenían una buena posición económica. Todas las personas mayores que encontraban una forma de mantenerse físicamente activas parecían más felices y sanas a pesar de su situación. Muchos de ellos incluso vivían en pueblos y seguían trabajando en sus granjas. Me di cuenta de que el factor común entre estos ancianos de éxito era que se mantenían activos incluso a medida que envejecían.

Puede que se esté haciendo mayor y se sienta ansioso por su salud. Es natural que le preocupe no seguir siendo independiente y mentalmente sano a medida que envejece.

Las investigaciones han demostrado que el ejercicio regular puede beneficiar a las personas mayores sanas y a los adultos mayores con problemas de salud como la artritis, la hipertensión y la obesidad. Si desea envejecer con gracia y está interesado en tomar medidas en cuanto a la forma *física independientemente de su edad,* ¡este es un libro al que debe prestar atención!

Se incluyen pautas, consejos de ejercicios y cambios en el estilo de vida para equipar y fortalecer su cuerpo para los años venideros. Hemos intentado que sea lo más sencillo posible de entender y practicar. Por supuesto, debe consultar a su médico antes de empezar cualquier régimen de ejercicios; su orientación le ayudará a determinar el nivel de intensidad con el que debe empezar. Aunque algunos ejercicios no son adecuados para las personas con restricciones, siempre hay una modificación que se puede sustituir.

Esperamos que no solo lea para informarse, sino que también se ayude poniendo en práctica lo que lea. Tenga la seguridad de que su cuerpo le recompensará por actuar.

Capítulo 1: Los beneficios de hacer ejercicio siendo mayor

Se recomienda a las personas mayores que realicen al menos 2,5 horas de ejercicio moderado a la semana. Sin embargo, esto puede no ser fácil, ya que uno tiende a volverse menos enérgico y, por lo tanto, menos activo a medida que envejece. Estas ralentizaciones son naturales y esperables, ya que el cuerpo experimenta muchos cambios a medida que envejece.

Estos cambios incluyen la ralentización del metabolismo, el endurecimiento de los vasos sanguíneos, el encogimiento, la reducción de la densidad ósea, etc. Todos estos cambios contribuyen a que sea más difícil mantenerse activo a medida que se avanza en edad.

El ejercicio es importante para las personas de todas las edades. Es necesario realizar actividades físicas independientemente de la edad para mantener el cuerpo y la mente activos. Sin embargo, a medida que se acerca a sus años dorados, nunca se insistirá lo suficiente en la importancia del ejercicio. La mayoría de la gente cree que hay que bajar el ritmo a medida que se envejece, pero eso no es del todo cierto.

Si bien es cierto que hay actividades en las que no es recomendable que participe (sus rutinas de ejercicio serán diferentes a las de una persona más joven), sigue siendo muy importante que continúe manteniéndose activo.

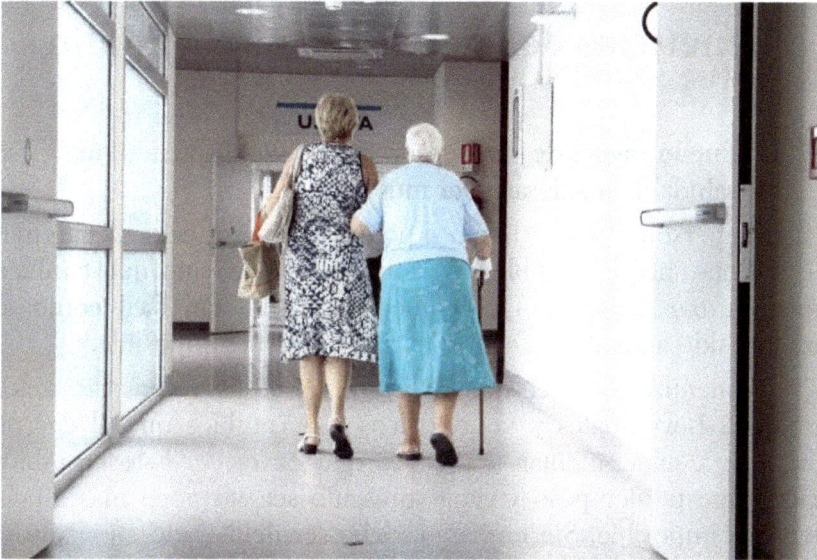

Podría incluso afirmarse que una persona mayor necesita hacer ejercicio más que una persona más joven para mantener su calidad de vida. También necesita hacer ejercicio para poder disfrutar realmente de sus últimos años. No importa si ha sido un atleta o culturista desde que era más joven. Tampoco importa si siempre ha llevado un estilo de vida sedentario, ya que el ejercicio es crucial a medida que avanza en años. Hacer ejercicio ahora y seguir manteniéndose activo mantendrá su mente y su cuerpo felices y sanos para el mañana.

Puede (y debe) empezar a hacer ejercicio, aunque nunca lo haya hecho antes. Dependiendo de su condicionamiento actual, tendrá que ajustar su rutina de ejercicios al estado actual de su cuerpo. La teoría de que no debe hacer ejercicio o dejar de hacerlo a medida que envejece es un mito y podría resultarle muy perjudicial.

Para vivir mucho tiempo y disfrutar de su vida, debe incorporar la actividad funcional a su estilo de vida. Si está indeciso sobre si empezar o seguir haciendo ejercicio en su vejez o no, aquí tiene algunos beneficios concretos que le ayudarán a decidirse.

Beneficios del ejercicio para un adulto mayor

1. Puede ayudarle a perder peso, a mantener un peso saludable o a desarrollar músculo

Muchas personas se preguntan si perder peso cuando se tienen más de sesenta años es factible. No solo es factible, sino que también puede *ganar músculo*. Desde luego, no será tan fácil como lo hubiera sido a los 20 o 30 años, pero tampoco es imposible.

La ralentización del metabolismo y de las respuestas a los impulsos hormonales y neurológicos son cambios que el cuerpo empieza a experimentar a medida que envejece. Estos cambios hacen que perder peso y ganar músculo sea un poco más difícil, pero no imposible. Sin embargo, debe ser deliberado en cuanto a su objetivo.

Perder peso es el mismo proceso para usted que para una persona más joven. Requerirá quemar más calorías a través de la actividad de las que ha consumido. Comer alimentos sanos sin calorías vacías o en exceso y hacer ejercicio con regularidad le ayudará a perder peso.

Lo mismo ocurre con el desarrollo muscular: es el mismo proceso para una persona más joven. Cuando se dedica al entrenamiento de fuerza y al levantamiento de pesas, puede provocar pequeños desgarros en los músculos. Su cuerpo repara esos músculos con proteínas de su dieta, y los músculos se hacen más grandes y fuertes.

La única diferencia es que mientras un cuerpo más joven puede producir nuevos músculos, su cuerpo solo repara los músculos estropeados. El resultado no es diferente; sin embargo, seguiría teniendo músculos más grandes y fuertes para mostrar su trabajo. Pensar en músculos grandes puede no ser lo ideal para los mayores de cierta edad, pero es más probable que la fuerza y la estabilidad tan necesarias provengan del entrenamiento con pesas mucho antes de que aumente de forma evidente el tamaño de los músculos.

Aunque ganar músculo o perder peso como adulto mayor no va a ser fácil (es un reto para todos), los resultados sin duda merecerán la pena con un poco de trabajo y dedicación.

2. Puede ayudarle a sentirse más joven y a mejorar sus niveles de energía

Muchos creen que hay que ralentizar las actividades físicas a medida que se envejece para conservar la energía o ir a lo seguro. Las investigaciones demuestran que debería ser al revés. Disminuir el ritmo puede ser perjudicial a largo plazo. Puede hacerle sentir perezoso y con menos energía. Incluso puede empezar a sentirse malhumorado y deprimido todo el tiempo.

Muchas personas mayores experimentan un bajón en sus niveles de energía y tienen días en los que simplemente se sienten somnolientos, cansados y sin motivación para nada. Cuando se sienta así, una muy buena forma de sacudirse esos sentimientos es levantarse y ponerse en movimiento. Haga algo de ejercicio dando un paseo por su vecindario, haciendo algo de yoga o estiramientos, o incluso bailando.

Estas actividades ayudan a mejorar la circulación sanguínea en el cuerpo, haciendo que el oxígeno y los nutrientes fluyan mejor. También provocan la liberación de neurotransmisores como las endorfinas. El resultado de todo ello es una mejora del estado de ánimo y la recuperación de la energía.

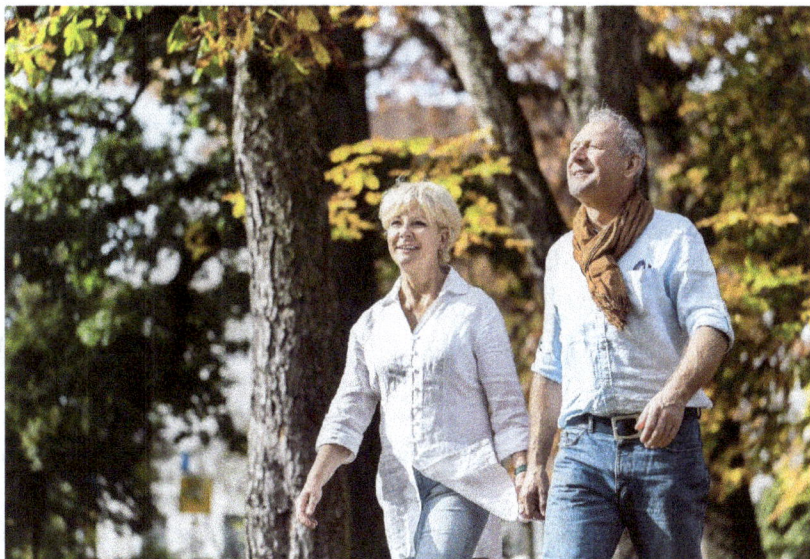

Pareja de mayores caminando

3. Puede reducir el riesgo y los síntomas de enfermedades crónicas

Enfermedades crónicas como la diabetes, la hipertensión, la artritis e incluso algunos tipos de cáncer pueden prevenirse mediante el ejercicio. Por lo tanto, nunca se puede pasar por alto la importancia del ejercicio para su salud en general. El ejercicio regular ayuda a mejorar la eficacia de las actividades cardiovasculares, digestivas y respiratorias y el ejercicio sirve como combustible para ayudar a mantener el cuerpo funcionando correctamente.

Incluso cuando las enfermedades crónicas ya están presentes, los síntomas pueden aliviarse y evitar que empeoren mediante el ejercicio regular.

En el caso de la hipertensión, por ejemplo, practicar aeróbic moderado a diario puede ayudar a prevenir los síntomas e incluso a reducir el riesgo de morir por insuficiencia cardiaca. El cardio ayuda a mejorar la función cardiaca, lo que puede reducir esa presión arterial al tiempo que fortalece los músculos del corazón.

En la diabetes de tipo 2, el ejercicio regular puede hacer más eficaz la acción de la insulina, reduciendo los efectos de los síntomas negativos, y también puede evitar que empeoren las complicaciones relacionadas con la diabetes.

El ejercicio es beneficioso para los enfermos de asma porque puede contribuir en gran medida a prevenir la aparición de crisis y a reducir su gravedad al aumentar la resistencia de los pulmones.

En caso de artritis, dolor de espalda y otras afecciones que afectan al movimiento, la flexibilidad y el equilibrio del cuerpo, el ejercicio puede ayudarle a mantener la movilidad, mejorar la estabilidad e incluso reducir la aparición de dolor.

Siempre es necesario consultar con su médico antes de empezar cualquier rutina de ejercicios; probablemente él tendrá recomendaciones y precauciones que debe seguir. Él podrá aconsejarle sobre la intensidad de ejercicio que su cuerpo puede soportar y qué rutinas debe evitar.

4. Puede ayudarle a mantener su independencia

Uno de los temores que muchas personas tienen con respecto al envejecimiento es la posibilidad de perder su independencia y tener que depender de otros para actividades tan sencillas como ir al baño, ponerse la ropa, alimentarse o incluso ponerse los zapatos.

A nadie le gusta pensar que, algún día, tendrá que cargar constantemente con la responsabilidad de que otros hagan cosas sencillas es su lugar. De hecho, muchas personas dicen que preferirían no vivir para ver el día en que ya no puedan cuidar de sí mismas.

Aunque suene desalentador, la buena noticia es que se ha demostrado que el ejercicio ayuda a los mayores a mantener su independencia durante más tiempo. Las investigaciones han demostrado que quienes no hacen ejercicio en su vejez pierden un gran porcentaje de masa muscular, y perder masa muscular es sinónimo de perder independencia.

Cuando hace ejercicio con regularidad, hace uso de sus músculos repetidamente. Esto le da a su cuerpo la señal de que aún los necesita; de ahí que su organismo siga enviando nutrientes a sus distintos músculos. Los músculos le permiten hacer cosas como levantarse de una silla, coger algo del suelo y estirarse por encima de la cabeza para colocar algo en un armario de la cocina.

Los ejercicios de equilibrio pueden prevenir las caídas, que son más frecuentes a medida que se envejece. El problema es que cuando una persona mayor se cae, las posibilidades de recuperación son menores que las de las personas diez o quince años más jóvenes. Si no hay recuperación, una persona mayor víctima de una caída puede convertirse automáticamente en dependiente de los demás.

Cualquier tipo de actividad física puede ayudar a fomentar la independencia de los mayores. Sin embargo, es mejor incorporar diferentes tipos de ejercicios. Los ejercicios aeróbicos son estupendos para ayudarle a mantener la movilidad. Los ejercicios de fuerza le permiten levantar cosas (incluso a los nietos); los ejercicios de equilibrio ayudan a evitar caídas, mientras que los ejercicios de estiramiento ayudan a mantener la flexibilidad para agacharse y girar.

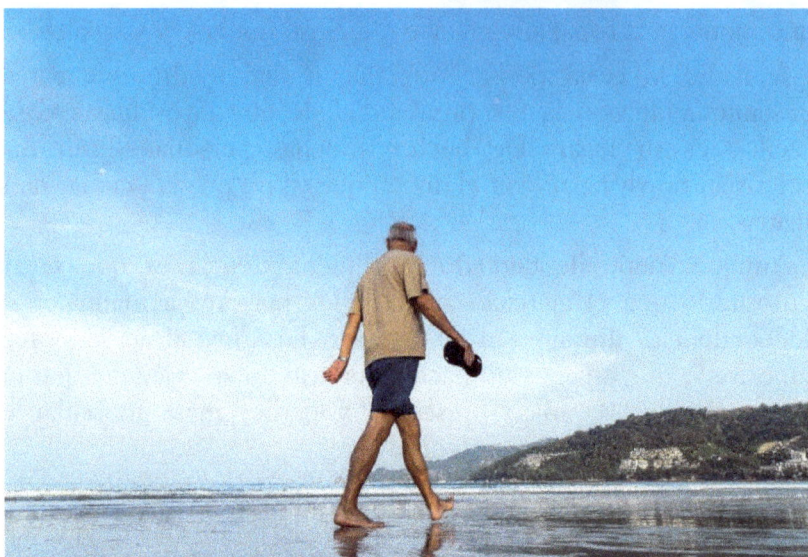

Una persona mayor caminando de forma independiente por la playa
https://pixabay.com/photos/beach-senior-man-male-walking-2090091/

5. Ayuda a mejorar la función cerebral y a prevenir la demencia

Además de los efectos sobre las funciones físicas, el envejecimiento también afecta a la función mental. A medida que se envejece, puede producirse un encogimiento del lóbulo frontal y del hipocampo (las partes del cerebro responsables de la multitarea, el recuerdo y la atención). También se reduce la producción de sustancias químicas que protegen el cerebro, favorecen la memoria y ayudan a pensar con eficacia.

El resultado de esta reducción por envejecimiento puede dar lugar a luchas cognitivas y, en el peor de los casos, a afecciones como la demencia o el Alzheimer. La prevalencia de estas afecciones, sin embargo, también depende de otros factores como la genética, el sexo y el estilo de vida.

De estos factores, el único que puede controlarse eficazmente es el *estilo de vida*. Mantener un estilo de vida saludable (llevando una dieta nutritiva, haciendo ejercicio con regularidad, no fumando y consumiendo bebidas alcohólicas con moderación o no consumiéndolas en absoluto) puede reducir el riesgo de un individuo de desarrollar afecciones como la demencia.

Sin embargo, varios estudios han demostrado que el ejercicio físico tiene un efecto más significativo sobre la capacidad mental de un adulto mayor que cualquier otro factor.

Aún es necesario llevar a cabo investigaciones más exhaustivas para identificar los ejercicios específicos que puedan demostrar que previenen directamente la demencia. Sin embargo, los estudios realizados demuestran que una combinación de ejercicios aeróbicos y de entrenamiento de fuerza ayuda a mejorar la función cerebral. En un estudio, se observó que el tamaño del hipocampo de los sujetos había aumentado tras un año de ejercicio regular. Eso supuso una inversión de unos dos años de envejecimiento. ¡Imagínese poder recuperar dos años de claridad y memoria simplemente manteniéndose activo y aumentando la actividad física!

Incluso las actividades físicas sencillas que aumentan su ritmo cardíaco, como caminar a paso ligero y hacer footing durante 30 a 60 minutos diarios, pueden mejorar la actividad cognitiva, el razonamiento y la memoria.

6. Puede mejorar la calidad de su sueño

Se ha dicho que los adultos mayores necesitan dormir menos que cuando eran más jóvenes, y esto no es del todo cierto, ya que las necesidades de sueño de los adultos permanecen constantes. Sin embargo, es posible que experimente un cambio en sus hábitos de sueño, como sentirse somnoliento antes por las noches, despertarse antes por las mañanas y dormir poco o despertarse varias veces por la noche.

Se trata de cambios normales que se producen con la edad. Pueden atribuirse a varios cambios hormonales, ya que el cuerpo produce menores cantidades de ciertas hormonas como la melatonina, la testosterona y el estrógeno a medida que envejece. Las hormonas que el cuerpo produce de forma natural son la razón por la que usted se siente somnoliento a la hora de acostarse y descansado por la mañana. A medida que el cuerpo envejece, estas sensaciones pueden cambiar o disminuir porque las hormonas ya no se producen al mismo ritmo.

Aunque todos estos cambios pueden considerarse normales, no es normal despertarse cansado todo el tiempo. Tampoco es normal que sea incapaz de dormirse y permanecer dormida. Estos son signos de que algo necesita ser abordado para mantener la calidad de vida. Si experimenta problemas como estos, es necesario que hable con un médico. Ellos pueden, a su vez, recetarle algo para ayudar a equilibrar estas hormonas o incluso sugerirle que aumente el ejercicio.

Hacer ejercicio durante el día puede hacer que se sienta más cansado hacia el final de la jornada, lo que favorece el sueño. El aumento de la circulación sanguínea y de oxígeno, así como la liberación de endorfinas que provoca el ejercicio, ayudan a aumentar la sensación de bienestar y a reducir el estrés. Menos estrés puede ayudar a aumentar la relajación por la noche y favorecer una mente tranquila para dormir. Todos estos factores pueden utilizarse como parte de una rutina para contribuir a un sueño más profundo y mejor.

7. Puede ayudarle a conocer gente nueva y a ampliar su círculo social

Envejecer puede hacer que muchas personas mayores se queden en casa todo el día, todos los días. No siempre hay una razón apremiante para levantarse y salir; a veces, simplemente se siente como una molestia. Ya sabemos que esto no ayuda a su bienestar físico porque la actividad es igual a salud. Sin embargo, tampoco ayuda a su bienestar social o emocional. Caer en una rutina emocional puede tener consecuencias devastadoras si suele estar solo o si ya se enfrenta a otros retos del envejecimiento.

No reunirse e interactuar con la gente podría hacerle sentir desmotivado, débil, cansado o incluso deprimido. Aunque esté jubilado y ya no tenga un trabajo que le lleve fuera a diario, no tiene por qué quedarse solo en casa todo el día.

Si empieza a sentirse aburrido, solo o incluso cansado durante el día, un paseo por el barrio puede ser justo lo que necesita para levantar el ánimo. Alternativamente, acercarse a hablar con un vecino o quedar con un amigo puede ser actividad suficiente, dependiendo de las restricciones. El mero hecho de ver una cara amiga puede hacer maravillas para subirle el ánimo y proporcionarle una fuente de motivación. Incluso podría llevar las cosas un paso más allá uniéndose a un gimnasio o a un grupo de adultos mayores que quieran mantenerse físicamente activos. Los grupos de caminata o los compañeros de gimnasio pueden añadir un nivel adicional de alegría y responsabilidad al hecho de mantenerse activo.

No solo estaría haciendo un bien a su cuerpo y a su mente, sino que además tiene la ventaja adicional de conocer y hacer amistad con otros mayores que tienen intereses similares a los suyos.

Nunca se sabe hasta dónde pueden llegar estas relaciones. Encontrar un compañero de paseo o de gimnasio podría mejorar drásticamente su vida como persona mayor. Puede que disfrute tanto de sus nuevos conocidos y de la socialización que encuentre otras actividades divertidas e interesantes que hacer juntos, ¡además de hacer ejercicio!

¿Quién dice que no deba llevar una vida social porque se está haciendo mayor? Tener un nuevo círculo social podría hacer maravillas en todos los aspectos de su vida y hacerle sentirse joven de nuevo.

¿Le entusiasma ya la perspectiva de empezar una rutina de ejercicios? Espero que a estas alturas ya esté convencido de que no solo puede empezar a hacer ejercicio en la tercera edad, sino que debería hacerlo inmediatamente. Los beneficios son infinitos y están respaldados por años de ciencia y un sinfín de testimonios de personas mayores que han añadido el ejercicio físico a sus vidas.

Mantenerse activo no solo le ayudará a vivir más tiempo, sino que hará que los años de la tercera edad sean más vibrantes y significativos. Si está listo para comenzar su viaje de envejecimiento activo, saludable y con gracia, deje que este libro le sirva de guía.

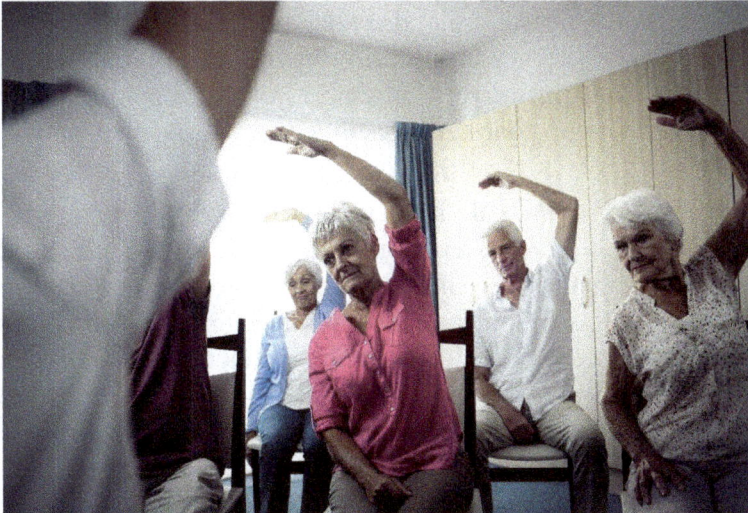

Personas mayores haciendo ejercicio en grupo

Capítulo 2: ¿Cuándo debo hacer ejercicio?

Ahora que hemos establecido los beneficios de hacer ejercicio como adulto mayor, es hora de entrar en detalles y responder a todas sus preguntas acuciantes. Probablemente se esté preguntando cuánto tiempo debe hacer ejercicio, a qué hora debe hacerlo y con qué frecuencia, además de otras muchas cuestiones.

Este capítulo empezará a abordar estas cuestiones, empezando por cuándo hacer ejercicio.

Dependiendo de su estilo de vida, puede o no tener mucho tiempo libre o mantener un horario estricto. El momento de hacer ejercicio también puede verse afectado por el lugar que elija para hacerlo, es decir, si lo hace en casa, en el gimnasio o en grupo.

Para los adultos más jóvenes, el ejercicio es beneficioso a cualquier hora del día. Para las personas mayores, sin embargo, hay que pensar un poco más en el momento de realizar la actividad. Mientras que algunas personas mayores hacen ejercicio a primera hora de la mañana después de una taza de café, otras esperan hasta la tarde o a primera hora de la noche para ejercitarse. Es probable que estas elecciones no se basen en cuál es el mejor momento para hacer ejercicio, sino en las preferencias.

En otras palabras, los que hacen ejercicio por las mañanas probablemente lo hacen porque son personas matutinas y ese momento les resulta natural. Otros tienen más tiempo por la tarde o se sienten con más energía a última hora del día, de ahí su elección de hacer ejercicio por las noches.

Es estupendo elegir una hora de ejercicio con la que se sienta feliz y cómodo, pero puede haber momentos óptimos para hacerlo dependiendo de lo que espere obtener de su entrenamiento.

Antes de entrar en detalle en los pros y los contras de hacer ejercicio a una hora concreta, hay que decir que la mayoría de las personas mayores no deberían hacer ejercicio cerca de la hora de acostarse (3 horas o menos). Uno de los efectos de hacer ejercicio es la estimulación, y esto no es algo que quiera que ocurra en su cuerpo cerca de la hora de acostarse.

Sentirse estimulado y con energía a la hora de acostarse puede afectar significativamente a la calidad de su sueño, impidiéndole obtener los beneficios que deseaba cuando empezó a hacer ejercicio en primer lugar. Es conveniente que se canse haciendo ejercicio a primera hora del día y que se relaje antes de acostarse para asegurarse de que duerme bien y así contribuir a su recuperación.

Las siguientes secciones compararán los beneficios específicos de hacer ejercicio por la mañana, por la tarde o por la noche.

Beneficios de ejercitarse por la mañana

1. Puede ser más productivo

Ir al gimnasio o salir a correr por la mañana temprano, nada más despertarse, puede ser una gran práctica que le proporcione una sensación de logro y orgullo de sí mismo. Saber que ha empezado el día eligiendo el camino de la resistencia y la disciplina puede darle una sensación de logro.

Haber logrado algo tan temprano le facilita seguir adelante durante el día y le da el impulso para ser más productivo y mantenerse en el buen camino en otras áreas importantes de su vida. También ayuda tachar el ejercicio de su lista del día, así el resto del mismo queda libre para llenarlo con otras actividades.

El ejercicio también es estupendo para el estado de ánimo, la energía y la claridad mental. El aumento de la circulación y la liberación de hormonas positivas puede ser justo lo que necesita para impulsarse durante el resto del día, como una taza de café extra a primera hora.

2. Hay más posibilidades de ser constante

Un porcentaje más significativo de los que hacen ejercicio lo hacen por las mañanas, que parece el momento más favorable para ejercitarse. Una de las razones es que la motivación o fuerza de voluntad es mayor por las mañanas. Muchos ejercicios habituales hacen su entrenamiento diario a primera hora de la mañana. Esto se debe a que es fácil que se convierta en un hábito si siempre se hace primero y a la misma hora. Nada puede interponerse en una sesión de ejercicio si siempre es lo primero que se empieza y se termina en el día.

Más tarde en el día, puede sentirse demasiado cansado, comer demasiado o puede surgir algo que requiera su atención en otro lugar. Entonces se pierde el entrenamiento o se empuja a que posiblemente afecte al sueño si se hace antes de acostarse.

El cuerpo también puede acostumbrarse al impulso matutino diario y habituarse a la práctica de estar físicamente activo a primera hora. El ejercicio puede acabar convirtiéndose en algo que usted y su cuerpo esperan con impaciencia al despertarse.

3. Puede hacerle más feliz o mejorar su estado de ánimo para el resto del día

Hemos mencionado que hacer ejercicio provoca la liberación de endorfinas, *o sustancias químicas de la felicidad*. Estas hormonas le ponen de buen humor y pueden durar el resto del día. Además, cuando asocia los buenos sentimientos con hacer ejercicio, es más probable que mantenga el hábito, convirtiéndolo en una parte constante de su vida.

Empezar la mañana con ejercicio puede ayudarle a tener un día mejor. El ejercicio puede potenciar la creatividad, ayudar a combatir la depresión y mejorar la capacidad para resolver problemas.

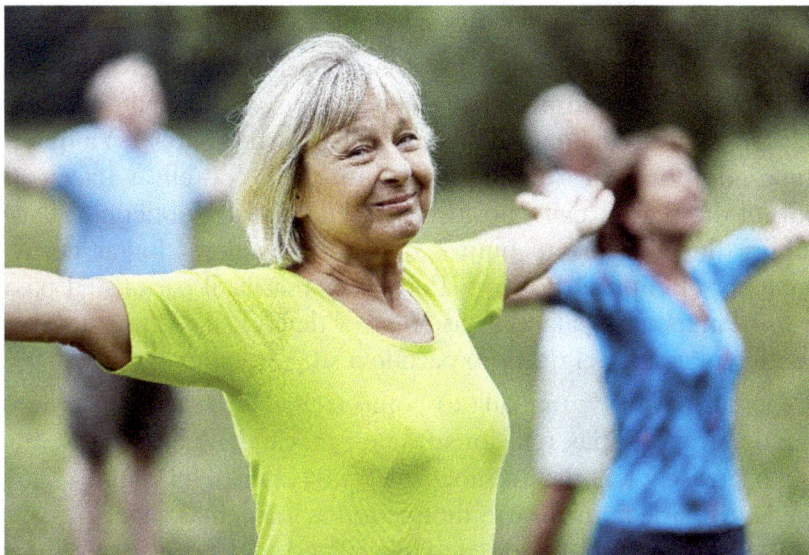

Una mujer mayor haciendo estiramientos por la mañana

4. Aumenta su tasa de metabolismo

Ejercitarse a primera hora de la mañana suele significar que no ha tenido oportunidad de comer nada. En ese caso, apenas hay azúcar en su torrente sanguíneo para que sus células la utilicen como energía. Ejercitarse requiere energía, por eso sentimos hambre después de la actividad. Ejercitarse sin comer significa que la energía necesaria para realizar los ejercicios tendrá que venir de *alguna parte*. La respuesta de sus células musculares a esto sería descomponer y hacer uso de la *grasa reservada* que está almacenada en el cuerpo. Esta es una gran forma de ayudar a la pérdida de grasa y puede ayudar a centrarse en las zonas problemáticas donde se almacenan grandes acumulaciones de grasa.

Las investigaciones también han demostrado que la tasa de metabolismo en reposo es mayor cuando se entrena temprano por la mañana que cuando se entrena más tarde. Este impulso equivale a que su cuerpo quema más calorías para obtener energía durante el día, y habrá menos disponibles para que su cuerpo las almacene en forma de grasa. Ejercitarse por las mañanas manteniendo un déficit calórico sería un buen punto de partida si está intentando perder peso.

5. Tomará decisiones más saludables

Ejercitarse por la mañana le da la sensación de haber empezado el día por el buen camino. Eso puede hacer que le resulte más fácil negarse a hacer cualquier cosa que estropee su progreso. Ya que ha empezado por estar sano, ¿por qué no seguir con ello y hacer que todo el día sea un éxito positivo? La energía que obtiene al hacer ejercicio le pone de un humor que le hace querer lograr cosas y mantener el impulso positivo. Podría ser más fácil para usted pasar de los donuts o las patatas fritas en favor de las frutas o una ensalada para intentar sacar el máximo partido a su entrenamiento.

Ejercitarse por la mañana es como tachar la primera cosa de su lista de tareas diarias relacionadas con la salud. Puede que sea un efecto subconsciente, pero saber que ya ha iniciado el camino diario puede ayudarle a asegurarse de que todos los demás aspectos de su vida apoyan sus hábitos de ejercicio. ¡Bingo! El primer paso hacia una persona más feliz y saludable.

6. Puede ayudarle a dormir mejor por la noche

Aumentar su ritmo cardíaco y respiratorio haciendo ejercicio por la mañana puede ayudarle a mejorar la calidad de su sueño por la noche. Puede facilitarle el descanso nocturno, ya que puede estar más cansado después de un día enérgico y productivo. Puede que se acueste antes y experimente un sueño más profundo y reparador.

Estos beneficios pueden ayudarle a decidir que es mejor hacer ejercicio por las mañanas. Sin embargo, hay algunos obstáculos que pueden desempeñar un papel más importante en función de su estilo de vida.

Ejercitarse por las mañanas suele implicar despertarse razonablemente temprano, lo que no es propicio para los patrones de sueño o la rutina diaria de todo el mundo, ya que puede que usted tenga un sueño más tardío. Si se despierta en medio de su sueño profundo habitual, es posible que sea reacio a levantarse e incluso que se sienta aturdido durante gran parte de la mañana.

Otro factor crítico en el ejercicio matutino es el calentamiento. El calentamiento es esencial en cualquier ejercicio, pero puede ser el más importante por la mañana. Después de dormir toda la noche con poco movimiento, el cuerpo suele estar un poco rígido a primera hora de la mañana. Así que, para evitar lesiones, en este caso, tendría que tomarse más tiempo para calentar lo suficiente antes de ponerse a entrenar. Lanzarse a un entrenamiento primario sin un calentamiento adecuado puede forzar sus músculos antes de que estén listos, provocando lesiones y obstaculizando todos los beneficios de un estilo de vida activo.

Por lo tanto, aunque ejercitarse por la mañana es una opción excelente con muchas ventajas, es importante reconocer si es factible para usted levantarse y estar activo temprano. No olvide tener en cuenta el tiempo extra asignado para realizar un calentamiento matutino exhaustivo.

Beneficios de ejercitarse por las tardes o noches

Dados los beneficios de ejercitarse por las mañanas de los que hemos hablado, puede que esté dispuesto a poner el despertador más temprano para mañana o a seguir con su rutina matutina actual. Sin embargo, ejercitarse más tarde en el día puede prepararlo para un mañana increíble. He aquí algunas razones por las que podría querer programar una caminata enérgica o visitar el gimnasio por la tarde o a primera hora de la noche.

1. Puede ayudarle a aumentar la fuerza de sus músculos

Dependiendo del tipo de entrenamiento que realice y de sus objetivos de ejercicio, las tardes y las noches pueden ser mejores momentos para usted. Según los estudios, el rendimiento muscular máximo se produce por la tarde y a primera hora de la noche debido a la fluctuación de los niveles hormonales y de la temperatura corporal central. Las mismas hormonas que controlan la sensación de cansancio por la noche y la energía por la mañana desempeñan un papel en la fuerza muscular. Basándonos en cuándo duerme la mayoría de la gente, el cuerpo libera niveles máximos de testosterona a última hora de la tarde y a primera hora de la noche.

La testosterona es la hormona responsable de la fuerza tanto en hombres como en mujeres. Este impulso a última hora de la tarde conduciría a una mayor fuerza y a una mejor capacidad para levantar más peso con menos esfuerzo percibido durante este tiempo, por ejemplo. Esta sensación o periodo de mayor capacidad también puede facilitar a algunos la realización de ejercicios, especialmente si suele estar aturdido por las mañanas.

Por lo tanto, si su objetivo es fortalecerse y aprovechar al máximo su fuerza muscular, quizá le convenga planificar los ejercicios para la última parte del día.

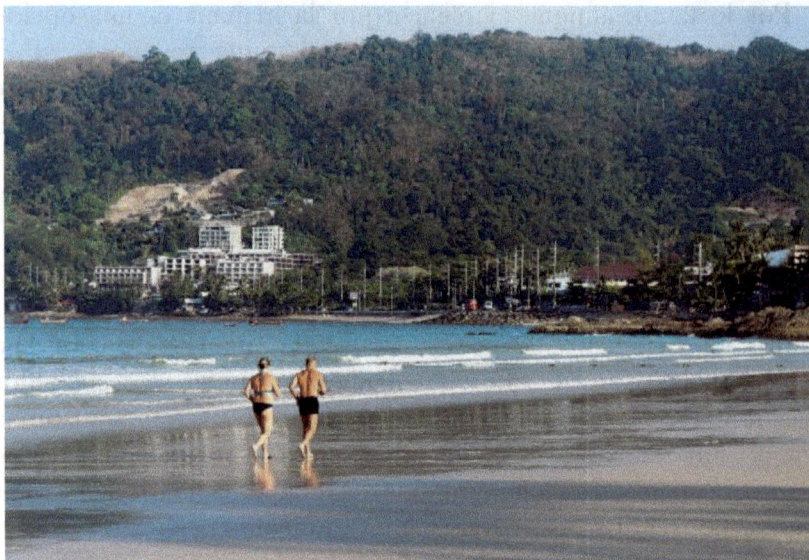

Pareja mayor corriendo en la playa
https://pixabay.com/photos/beach-running-old-couple-people-2090181/

2. Hay menos posibilidades de lesionarse

Este punto refuerza aún más uno de los contras de ejercitarse por las mañanas.

La temperatura de su cuerpo aumenta a medida que avanza el día y alcanza su punto máximo por las tardes. Una temperatura más alta significa una mejor circulación de la sangre, lo que le facilita realizar correctamente los movimientos de sus rutinas.

El hecho de que haya estado moviéndose todo el día se traduce en unas articulaciones y músculos más flexibles, de modo que puede entrar más rápidamente en su entrenamiento principal. Los movimientos y tareas del día sirven como un calentamiento natural que puede ayudar al cuerpo a estar más predispuesto a realizar los ejercicios. Esto no elimina la necesidad de un calentamiento, pero podría significar que no tendría que pasar mucho tiempo preparando el cuerpo antes de centrarse en lo principal.

Los entrenamientos vespertinos también reciben el beneficio de un tiempo de reacción más rápido. A última hora de la tarde, la circulación sanguínea es mejor y es probable que esté lejos de la niebla y el aturdimiento de la mañana. Este aumento puede ser útil en cualquier ejercicio, especialmente cuando se realizan entrenamientos de mayor intensidad o rutinas que requieren cambiar rápidamente entre diferentes movimientos. Disfrutará de movimientos más fluidos y estará en mejor forma, lo que le ayudará a cosechar más recompensas de sus esfuerzos.

Estos factores reducen significativamente las posibilidades de lesionarse por estirar demasiado los músculos o cometer un error mental al reaccionar durante el entrenamiento.

3. Tendrá más energía

Las investigaciones han demostrado que podemos aguantar un poco más cuando hacemos ejercicio a última hora del día, incluso cuando lo hacemos a mayor intensidad. Es posible que tenga más energía para hacer ejercicios cardiovasculares y de fuerza por la tarde o por la noche que a primera hora de la mañana. Tiene sentido porque muchas personas se sienten rígidas e incluso perezosas durante la mañana.

Muchas personas también pueden sentirse así porque se sienten con más energía a última hora del día después de haber comido y tomado café o té. Conseguir este impulso añadido de las calorías o la cafeína puede ser lo que lo consiga para los devotos del entrenamiento vespertino.

El cuerpo necesita tiempo para despertarse del todo, y podría pasar hasta una hora antes de que se sienta preparado para hacer ejercicio por la mañana. Ejercitarse en ese estado puede hacer que se canse más rápido porque puede estar obligándose a hacer los movimientos con un cuerpo que aún no se siente con fuerzas para ello. Es lógico que se canse más rápido que si se ejercitara una vez que su cuerpo ya ha sido "aperturado" por otras actividades que haya realizado durante el día.

4. Podrá concentrarse mejor

La mayoría de la gente entrena por las mañanas, de ahí que el gimnasio suela estar más poblado entonces. Un gimnasio lleno de gente puede ser energizante o motivador, pero también significa tener que esperar para utilizar los aparatos y, de vez en cuando, charlar con los compañeros. Para los caminantes, puede haber más tráfico en las aceras y carreteras por la mañana de quienes se dirigen al trabajo y a la escuela. Dado que la mayoría de la gente ya estará en el trabajo o la escuela para entonces, ir al gimnasio más tarde en el día le permite evitar las multitudes y centrarse precisamente en lo que está haciendo (con menos distracciones y retrasos).

Es importante, sobre todo cuando se empieza o se intenta crear una rutina, asegurarse de que estas distracciones son limitadas. Incluso una pequeña racha de una o dos semanas de ejercicio concentrado puede ser una poderosa ayuda para crear un hábito.

Hoy en día, muchos gimnasios están abiertos las 24 horas del día, lo que le permite entrenar a la hora que más le convenga. El objetivo es asegurarse de que hace esos entrenamientos y empieza a sentirse mejor.

5. Realmente puede ayudarle a dormir mejor

Su sueño no debería verse afectado si programa sus entrenamientos entre 3 y 4 horas antes de acostarse. Es cierto que realizar ejercicio demasiado cerca de la hora de acostarse es probable que le llene de energía y puede dificultar que se relaje y duerma bien. Sin embargo, si hace ejercicio un poco antes, para cuando las endorfinas y el aumento del flujo sanguíneo del ejercicio vuelvan a la normalidad, podría sorprenderse al descubrir que le ayuda a dormir más profundamente y durante más tiempo.

Si tiene algún trabajo mental que hacer por las tardes, las horas posteriores a un entrenamiento podrían ser un buen momento para realizarlo, y se sorprenderá de lo aguda que estará su mente. Sin embargo, cuando esté listo para irse a la cama, se dormirá más rápido.

6. Menos estresado

La presión de un largo día puede hacer que quiera ponerse ropa cómoda y tumbarse en el sofá, lo cual es comprensible, pero el ejercicio nocturno es una forma perfecta de desestresarse. Como ya se ha mencionado, ejercitarse libera una gran cantidad de sustancias químicas cerebrales que le hacen sentirse bien, conocidas como endorfinas, que reducen sus niveles de estrés y mejoran su estado de ánimo.

El estrés puede filtrarse a primera hora de la tarde, ya sea por el trabajo o porque la casa está más llena y ajetreada a última hora del día. Hacer algo de ejercicio justo en ese momento puede liberar esa tensión o proporcionarle un descanso saludable y productivo de la causa del estrés.

Otra ventaja de ejercitarse más tarde es la posibilidad de utilizar el ejercicio para sustituir otros hábitos poco saludables. Picar algo antes de cenar, ver demasiada televisión o tomar un cóctel por la noche son hábitos sustituibles que podrían estar perjudicando sus objetivos de salud. Pruebe a sustituirlos por una sesión de ejercicio que estimule la felicidad y disfrute de los beneficios duplicados.

Como hemos mencionado en el punto anterior, podría aprovechar el estado de alerta de su cerebro después del ejercicio para hacer algún trabajo o incluso jugar a juegos que potencien aún más sus capacidades cognitivas, como el ajedrez. Este periodo de sentirse mejor después del ejercicio podría convertirse en la mejor parte del día. Puede que descubra que no necesita algunos de esos malos hábitos que estaban saboteando su salud.

7. El día siguiente será increíble

Uno de los principales beneficios de un entrenamiento nocturno es que le prepara para un mañana increíble. Al deshacerse del estrés diario y lograr un mejor sueño nocturno, se despertará sintiéndose renovado y listo para empezar un nuevo día.

Aunque ejercitarse por las tardes o noches tiene muchos beneficios, puede que no esté listo para abandonar su rutina matutina. No se preocupe. Tenga en cuenta esta opción de entrenamiento más tarde para esos días en los que se queda dormida o tiene un compromiso por la mañana temprano y no puede llegar al gimnasio. Para aquellos curiosos o dispuestos a probar algo diferente, pruebe a hacer ejercicio por la tarde para ver cómo le funciona.

Ahora que ya conoce la diferencia entre ejercitarse por la mañana, por la tarde y por la noche, es hora de pasar a otros detalles como la nutrición. A continuación, repasaremos cómo preparar y alimentar su cuerpo y cuándo comer para los entrenamientos.

En conclusión, una vez considerados los pros y los contras de ejercitarse a distintas horas, lo importante es *que se ejercite*. Si siempre está libre a una hora concreta del día, elija esa hora para sus ejercicios; en la medida de lo posible, sea constante. Además, recuerde que ejercitarse demasiado cerca de la hora de acostarse podría afectar negativamente a su sueño.

Ejercitarse en ayunas versus alimentado

Definiciones: Como su nombre indica, *ejercitarse en ayunas* es hacerlo cuando no ha comido nada en más de cuatro horas. *Ejercitarse alimentado* es cuando se ejercita menos de cuatro horas después de comer.

Existen debates sobre si es seguro ejercitarse en ayunas, o sobre si ejercitarse en ayunas aporta algún beneficio adicional. Ejercitarse en ayunas puede ser un reto para algunos, ya que exigirá que el cuerpo trabaje más duro al no haber energía fácilmente accesible procedente de la comida. La falta de alimentos puede hacer que algunos se sientan mareados o simplemente agotados al intentar un entrenamiento en ayunas.

Descargo de responsabilidad: Ejercitarse más de seis horas después de la última comida no es para todo el mundo. Su nivel de azúcar en sangre no solo es bajo en ese momento, sino que su cuerpo también puede estar en estado de cetosis. Las condiciones de salud preexistentes pueden requerir que algunas personas mayores coman con frecuencia y se aseguren de que su nivel de azúcar en sangre no baja demasiado, como en el caso del ayuno.

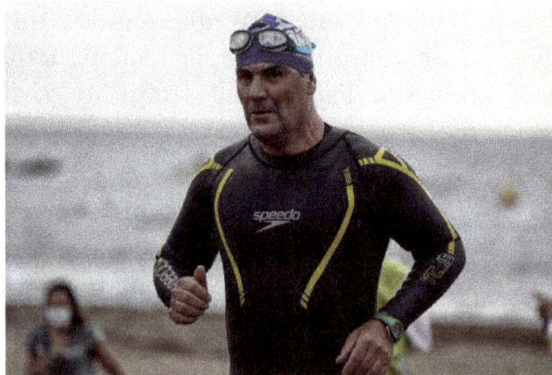

Un hombre mayor corriendo por la playa
https://pixabay.com/photos/man-run-swim-older-athletes-7011342/

La cetosis es el estado en el que su cuerpo utiliza las reservas de glucógeno para obtener energía; esto podría ser perjudicial para las personas mayores, ya que supondría una carencia importante de hidratos de carbono. Esta carencia sería una posible causa de baja energía, especialmente para los que hacen ejercicio o acaban de empezar una nueva rutina.

El principal beneficio de ejercitarse en ayunas es que su cuerpo *quema grasa más rápido.* Como no hay azúcar en el torrente sanguíneo, su cuerpo recurre a las reservas de grasa para utilizarlas como fuente de energía. Incluso esta focalización en la grasa puede no traducirse necesariamente en una pérdida de peso a menos que mantenga un déficit calórico. Para perder peso y quemar grasa, tendría que consumir menos calorías de las que quema para cosechar los beneficios de ejercitarse en ayunas. Esto sería así si su objetivo es perder peso y reducir la grasa corporal y si está participando en un ayuno o en una dieta keto.

Ejercitarse en ayunas es una decisión suya, pero lo más importante es que escuche a su cuerpo. Si se siente mareado o con algún malestar, tómese un descanso, puede que se haya excedido. Las dietas keto y el ayuno son grandes herramientas para que muchos ajusten su salud, pero pueden ser demasiado avanzadas para empezarlas al mismo tiempo que una nueva rutina de ejercicios. El objetivo principal debe ser hacer ejercicio, sobre todo al empezar.

Qué comer o beber durante y después de un entrenamiento

Para algunas personas más jóvenes, hacer ejercicio y mantenerse activas no siempre es fácil. Lo mismo ocurre con los que están en sus años dorados, pero el ejercicio puede tener un impacto más positivo en el disfrute de la vida diaria de los mayores. Los adultos mayores que no hacen ejercicio podrían correr el riesgo de perder ¡hasta el 80% de su masa muscular! Esa pérdida no es algo que deseemos, ya que perder masa muscular también significa perder su independencia.

Sin embargo, algo que puede hacer que reconsidere la posibilidad de ejercitarse pueden ser sus niveles de energía. Los niveles de energía pueden no ser siempre los deseados como adulto mayor, y hacer ejercicio sin reponer esa energía hace más mal que bien. Una nutrición inadecuada antes, durante y después de los entrenamientos puede provocar fatiga, músculos doloridos y lesiones. Así que la gran pregunta es: "¿qué comer y beber para mantener la energía y reparar el tejido muscular?".

Bebidas para antes del entrenamiento

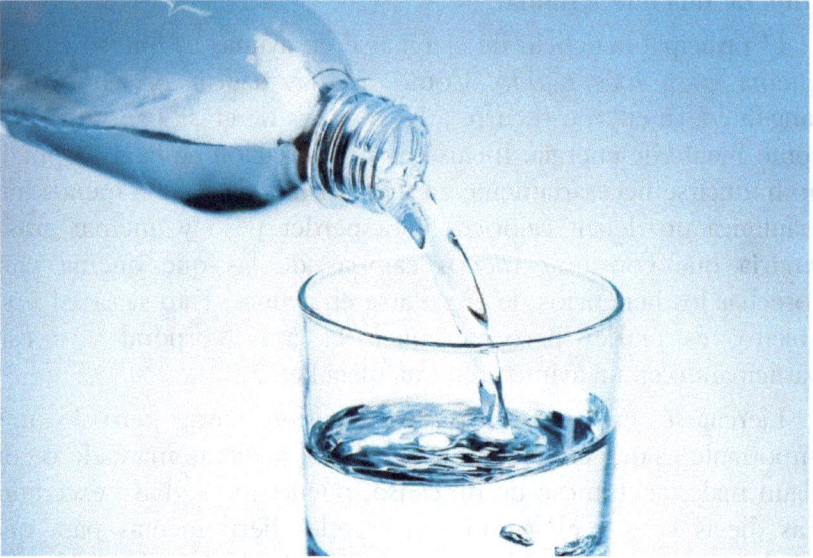

Un vaso de agua siendo vertido

1. **Agua:** El agua es la respuesta a la mayoría de las preguntas, y es una gran idea acudir a un entrenamiento bien hidratado. Beba un poco de agua antes y justo antes de un entrenamiento para ayudar a mejorar la hidratación, refrescarse e incluso mejorar la resistencia. El agua no cuesta calorías, y realmente solo puede ayudar al cuerpo. El único inconveniente sería beber demasiado y sentirse lleno mientras intenta completar los movimientos del ejercicio.

2. **Electrolitos:** Los electrolitos son el poderoso ingrediente que hay detrás de Gatorade y de muchos complementos para bebidas en polvo o tipo squirt. Los electrolitos son los nutrientes que perdemos durante el ejercicio a través del sudor. Los electrolitos pueden ayudar a garantizar que los impulsos nerviosos viajen correctamente por todo el cuerpo, como cuando se utiliza un músculo para mover un peso. Ha habido muchos avances en las opciones de electrolitos, así que tenga cuidado de elegir el más adecuado para usted.

Algunos tienen un alto contenido en carbohidratos, que pueden proporcionar energía, pero romper el ayuno, mientras que otros no tienen ninguno.

3. **Café o té:** El café y el té contienen cafeína que puede ayudar a darle energía durante un entrenamiento. La cafeína puede mejorar la capacidad de ejercicio, hacer que el ejercicio sea más llevadero y mejorar la recuperación después del ejercicio. Cuando elija un café o un té, recuerde que añadir azúcar o nata añade calorías que pueden ser beneficiosas para la energía, pero que pueden no ayudar en los esfuerzos de pérdida de peso.

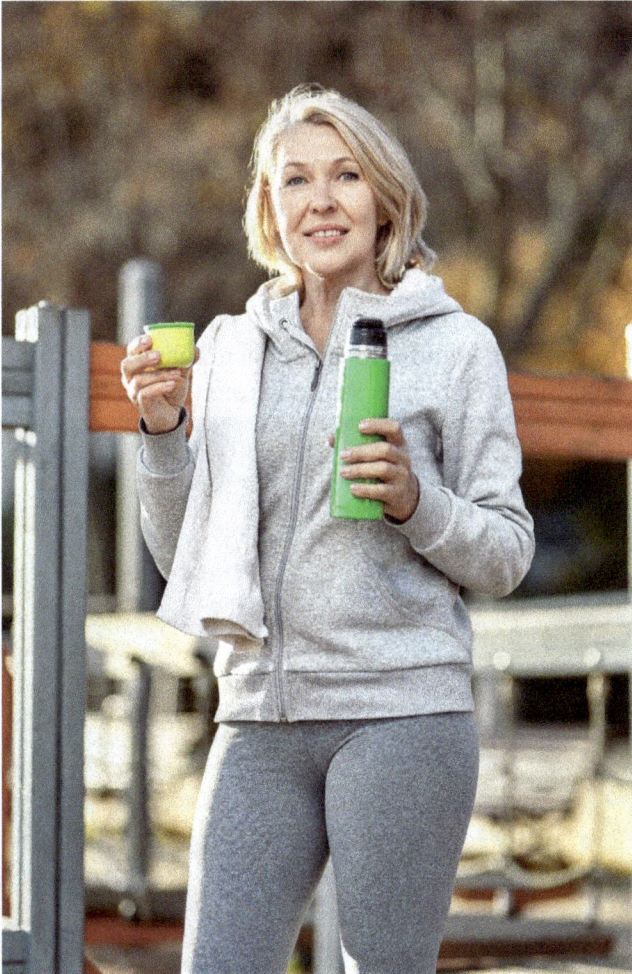

Una mujer mayor tomando café antes de su entrenamiento

4. **Suplementos energéticos:** El propósito de una bebida energética, un preentrenamiento o incluso un café expreso antes de un entrenamiento sería aumentar la capacidad de ejercicio. La cafeína y otros estimulantes que contienen las bebidas energéticas y los preentrenamientos le empujan a realizar el ejercicio. Aunque estas opciones pueden tener un impacto positivo en los entrenamientos, es mejor consultar a un médico antes de intentar utilizarlas.

Bebidas durante los entrenamientos

1. **Agua:** Una vez más, el agua es el héroe del entrenamiento. Sorber agua durante un entrenamiento puede ayudarle a mantenerse fresco y darle un momento de descanso para concentrarse y recuperar el aliento. Es importante mantenerse hidratado, y un buen trago de agua fresca puede ayudarle a refrescarse mientras hace ejercicio.

2. **Electrolitos:** Sí, los electrolitos también funcionan en este caso. Esencialmente, beber una bebida con electrolitos como Gatorade durante el entrenamiento ayuda a reemplazar los nutrientes que su cuerpo está sudando por el ejercicio. El líquido le ayudará a mantenerse hidratado y fresco mientras realiza sus movimientos.

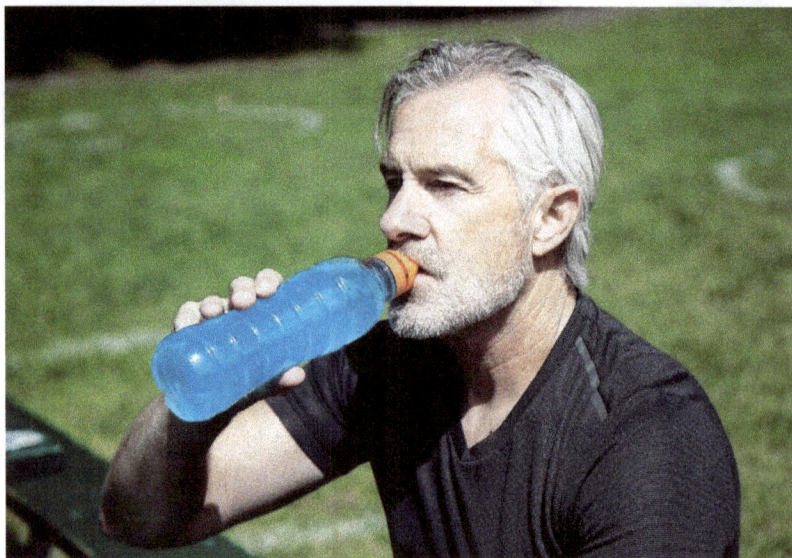

Un adulto mayor tomando una bebida electrolítica durante el ejercicio

Bebidas para después de ejercitarse

1. **Agua:** Por supuesto, ¡la buena y tradicional agua encabeza la lista! Es esencial mantenerse hidratado mientras se ejercita; beber agua es la forma más fácil y barata de hidratar su cuerpo. Mantenerse hidratado puede ayudar también a mantener las articulaciones sueltas y sin dolor, lo que aumenta las probabilidades de seguir haciendo ejercicio. El agua también tiene otros beneficios, como suprimir el apetito, acelerar el metabolismo y refrescarle durante el entrenamiento.

2. **Tés negros y verdes:** Tanto el té negro como el verde contienen antioxidantes, y pueden ayudar a aumentar el ritmo de recuperación muscular y aliviar las dolencias después del ejercicio. El té verde también ayuda a aumentar el metabolismo y puede ser eficaz para perder peso. El té es una opción de bebida hidratante y baja en calorías con los beneficios añadidos de los antioxidantes y la cafeína.

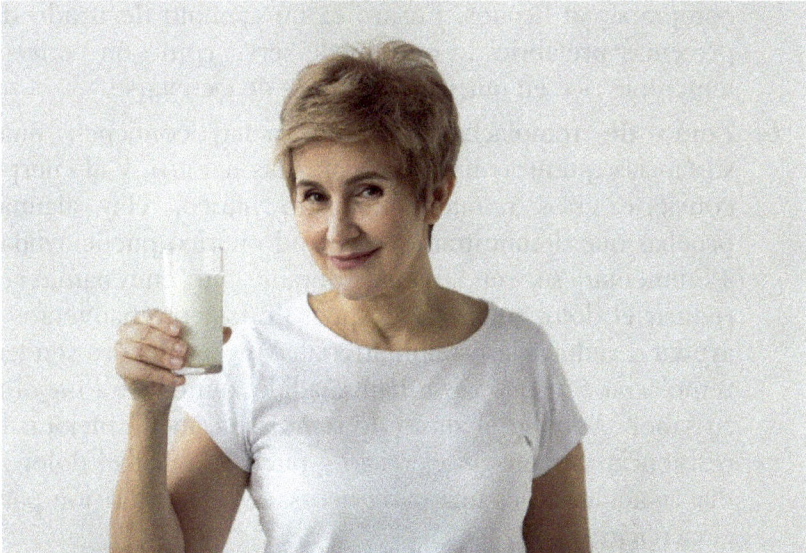

Una persona mayor bebiendo un vaso de leche después de hacer ejercicio

3. **Leche baja en grasa:** La leche es una gran fuente de proteínas y calcio. Si no es intolerante a la lactosa, puede beber un poco de leche después de entrenar para ayudar a reparar los tejidos musculares, aumentar la energía y

contribuir a la pérdida de peso. La leche contiene los componentes básicos que el cuerpo necesita para reconstruir los músculos y mantener sanas las articulaciones. La leche también ayuda a reponer los nutrientes perdidos durante un entrenamiento, como el sodio y el potasio. **SUGERENCIA:** La leche con chocolate baja en grasa también es una opción tremendamente equilibrada para después del entrenamiento, ¡y además está deliciosa!

4. **La leche sin lactosa:** Como la de almendras, cáñamo y avena, también puede contener algunas proteínas, fibras digeribles y vitaminas. Busque opciones que las incluyan antes de elegir una en la tienda. Estas pueden servir para hidratar reponiendo líquidos, reponiendo nutrientes y fortificando las articulaciones.

5. **Batido de proteínas:** Es necesario obtener proteínas después de un entrenamiento. A veces la forma más rápida y fácil es bebiendo un batido de proteínas. Estos pueden hacerse en casa utilizando un polvo mezclado con agua o leche o comprarse ya hechos. Ensure es un ejemplo de batido de proteínas prefabricado que puede servir como un perfecto tentempié rico en nutrientes después de ejercitarse.

6. **Zumo de remolacha:** Las remolachas contienen unas sustancias químicas naturales llamadas nitratos, y el cuerpo convierte estos nitratos en óxido nítrico. Hay algunas pruebas que demuestran que el óxido nítrico puede ayudar a aumentar su rendimiento durante un entrenamiento, reducir el dolor muscular después de los entrenamientos y ayudar a reducir la presión arterial. Muchas tiendas venden remolacha a la que ya se han añadido zumos para mejorar su sabor. Aunque el zumo de remolacha puede mejorar la resistencia durante un ejercicio y puede reducir el dolor al día siguiente, no es una parte necesaria de la nutrición para el ejercicio.

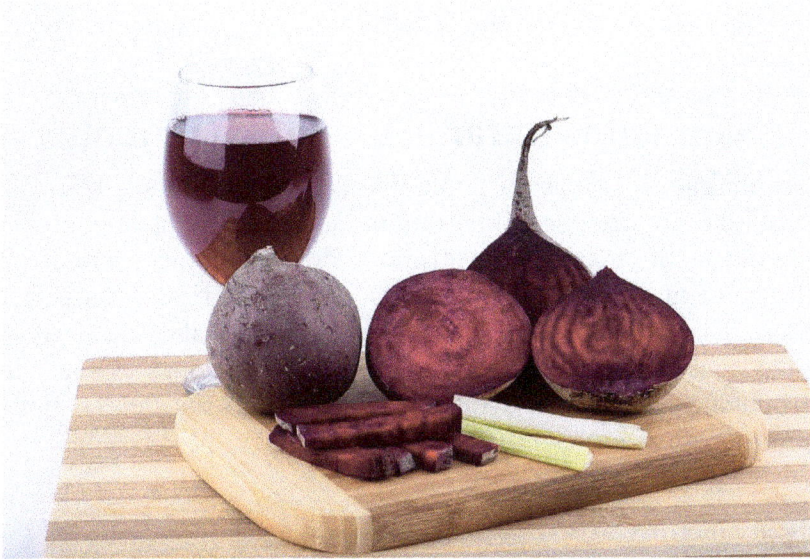

12. Remolachas y un vaso de zumo de remolacha
https://pixabay.com/photos/beetroot-vegetables-3434195/

No hay ninguna regla específica sobre lo que debe beber antes, durante o después del entrenamiento. Estas opciones pueden ayudar a mejorar los resultados, pero no es necesario utilizarlas todas ni son adecuadas para todo el mundo. Lo más importante es mantenerse hidratado independientemente de si se está ejercitando o no.

Alimentación antes de los entrenamientos

Las comidas: Comer antes de un entrenamiento debe ser probado por cada persona. Comer y esperar treinta minutos puede proporcionarle una buena cantidad de energía sostenida, pero hacerle sentir demasiado perezoso para ejercitarse. Desayunar o almorzar demasiado cerca de un entrenamiento también puede hacerle sentir lleno e incómodo mientras intenta realizar muchos movimientos.

Hidratos de carbono: Tomar un pequeño tentempié de carbohidratos de digestión rápida, como un trozo de pan blanco, un plátano o unos crujientes cereales de arroz, puede proporcionarle una poderosa fuente de energía saludable. Esta energía proporcionará combustible a sus músculos para rendir y también les ayudará a crecer. Se recomienda utilizar el método de ensayo y error para asegurarse de que le satisface comer un tentempié antes de ejercitarse.

Alimentos durante un entrenamiento

Carbohidratos: Tomar un tentempié con carbohidratos, como un cuadradito de arroz crujiente, durante el ejercicio puede aumentar la energía a mitad del mismo. Un tentempié durante el entrenamiento puede ser una fuerte motivación para llegar a la mitad del entrenamiento y, después, puede facilitar la segunda mitad del entrenamiento. Las mejores opciones serían un carbohidrato de digestión rápida como una barrita de cereales o una banana.

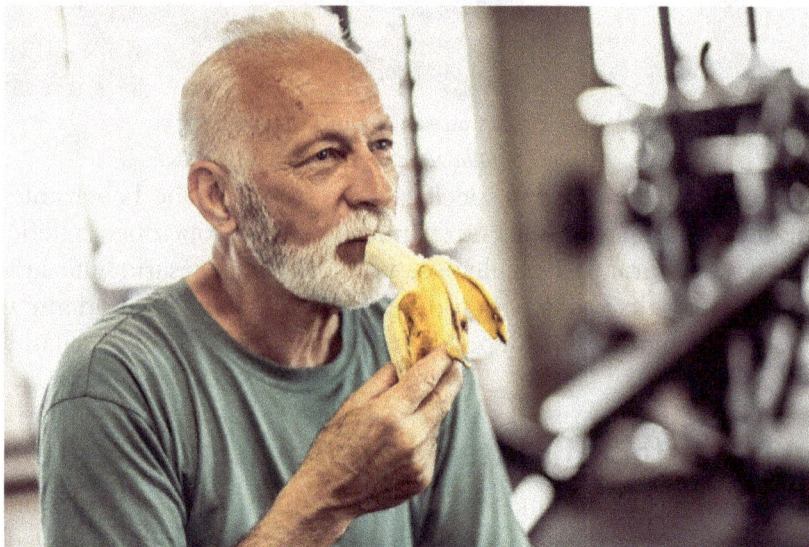

Un hombre mayor comiendo una banana durante su entrenamiento

Comida después del entrenamiento

Es aconsejable comer poco después del entrenamiento, en el plazo de una hora, lo que le ayudará a empezar a recuperar la energía inmediatamente. También es el mejor momento para que sus tejidos musculares empiecen a absorber proteínas y carbohidratos para repararse.

Las comidas: Lo que coma después de un entrenamiento debe contener idealmente carbohidratos, proteínas y un poco de grasa porque todos estos macronutrientes son esenciales para el proceso de recuperación de su cuerpo. Hay algunos alimentos que son especialmente buenos para tomar como parte de una comida después de hacer ejercicio, como los camotes, los cereales, las frutas, la ternera, la pasta, el pollo, los huevos, los frutos secos o el yogur griego.

Tanto si se ejercita antes del desayuno, el almuerzo o la cena, la comida siempre va a aparecer en ocasiones después de ejercitarse, ya que el cuerpo necesitará calorías. Probablemente sea prudente intentar planificar una comida poco después de ejercitarse para evitar comer en exceso. Una vez que su cuerpo haya tenido tiempo de enfriarse, disfrute de una buena comida rica en proteínas.

Proteínas: Independientemente del momento de su entrenamiento, es esencial tomar proteínas. Las proteínas después del entrenamiento ayudan a reconstruir los músculos y favorecen la salud de las articulaciones. Los batidos de proteínas, las barritas de proteínas o simplemente unas rebanadas de fiambre pueden servir como tentempié proteico saciante y funcional después del entrenamiento. Elija la opción que mejor se adapte a usted y que no suponga un obstáculo para su horario de comidas.

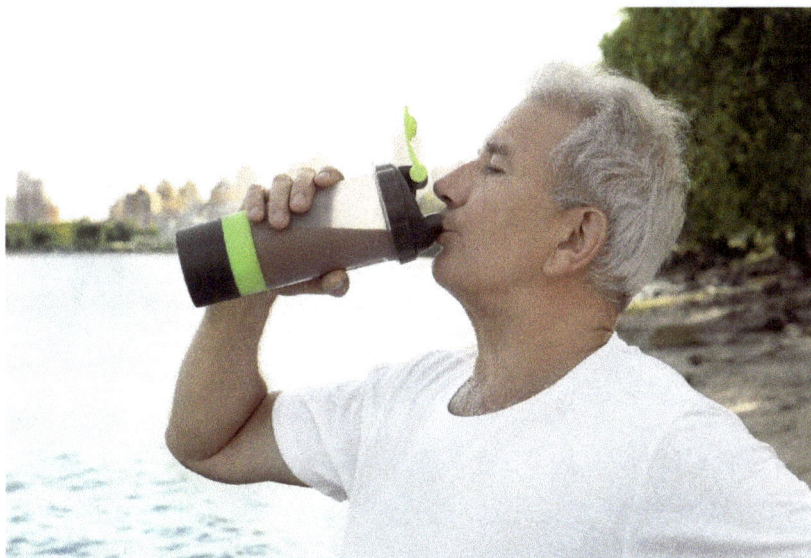

Una persona mayor tomando un batido de proteínas

Necesita reponer energía y proteínas en su cuerpo después de un entrenamiento para poder disfrutar de los beneficios de esa actividad. Los carbohidratos, las proteínas y las grasas son esenciales, aunque las cantidades específicas que necesita pueden variar según el tipo de ejercicios que realice. Escuche a su cuerpo y si siente hambre antes o después de un entrenamiento, coma algo. Y... ¡no olvide mantenerse hidratado!

Capítulo 3: Cómo calentar

Es bueno que por fin haya decidido tomarse su salud y su forma física un poco más en serio; ¡enhorabuena por un futuro saludable! Sin embargo, es imprescindible tener en cuenta que estas rutinas no deben tomarse a la ligera. Por supuesto, hay ejercicios fáciles entre ellos, pero el hecho es que todos acabarán por resultarle agotadores, tanto física como mentalmente. Le hará la vida mucho más fácil si comienza cada rutina, cada día, haciendo primero un calentamiento.

Los niños parecen indemnes a los cambios bruscos de estar sentados inmóviles a correr a toda velocidad. Evidentemente, esa capacidad se deteriora a medida que envejecemos, por lo que los adultos jóvenes y de mediana edad (especialmente los mayores) deben calentar antes de emprender una actividad rigurosa o participar en un deporte. Los adultos parecen ser más rígidos, y las articulaciones ciertamente no son tan indulgentes cuando somos mayores.

El calentamiento es una parte esencial de cualquier compromiso de ejercicio. Es vital en varios sentidos, incluso más a medida que avanza en edad. Le prepara física y mentalmente para comenzar cualquier rutina y le ayuda a rendir al máximo y a terminar una sesión con fuerza. Toda una sesión de entrenamiento podría desperdiciarse sin un calentamiento previo, ya que su cuerpo podría no retener ninguna ganancia. Una sesión también podría terminar rápidamente por un esguince o una torcedura si el cuerpo no calienta adecuadamente antes de emprender el ejercicio.

Estirarse para conseguir flexibilidad en todas las partes de su cuerpo forma parte de un calentamiento ideal, pero hace falta algo más que estirarse para calentar eficazmente; también debe involucrar a su corazón y pulmones para ayudar a preparar sus músculos y su cuerpo. Dos de los mejores calentamientos que puede realizar son dar un **paseo corto y caminar en línea** con balanceos exagerados de los brazos. Si no puede estar de pie, una modificación sería sentarse lo más recto posible en una silla y realizar la caminata con los brazos y las piernas. El movimiento seguirá despertando el cuerpo y fomentará una circulación positiva mientras esté sentado.

Para entrar en el estado de ánimo del entrenamiento, siga haciendo esto durante al menos entre 10 y 15 minutos.

Veamos algunos de los ejercicios de calentamiento más eficaces que puede hacer una persona mayor. Existen varios tipos de ejercicios de calentamiento, como los ejercicios en posición sentada y las rutinas específicas para cada deporte. Hay al menos una rutina de cada sección, así que experimente y encuentre qué tipo funciona mejor para usted.

Giros de hombros

(Útiles antes de entrenar: Espalda, pecho, hombros, núcleo, empuje, tracción)

Beneficios:

¿Con qué frecuencia se acaricia el cuello con la esperanza de recibir un masaje? Varias veces al día, si es como la mayoría de la gente. Los rollos de hombro pueden aliviar las molestias y el estrés en su cuello al permitir que la sangre rica en nutrientes y oxígeno fluya hacia esos músculos tensos del cuello.

Los giros de hombros deberían incluirse en cualquier práctica de estiramientos para quienes luchan con frecuencia contra la rigidez de los hombros y los músculos de la espalda. Los giros de hombros le obligan a colocar el cuerpo en posturas correctas, lo que puede ayudarle a mejorar su postura.

Dado que el trabajo sedentario contribuye a las malas posturas y a los dolores y molestias asociados, los giros de hombros son un excelente ejercicio de estiramiento para las personas que tienen trabajos de oficina.

Pasos:

1. Póngase de pie o siéntese erguido con el pecho abierto, la columna vertebral neutra y el núcleo comprometido. Sus hombros deben mantenerse hacia atrás y hacia abajo. Mantenga una posición orientada hacia delante.

2. Para empezar, encoja los hombros lo más alto que pueda hacia las orejas. No encorve la espalda, no sobresalga el cuello ni permita que los hombros se desplomen hacia delante.

3. Apriete los omóplatos entre sí y lleve los hombros hacia atrás una vez que haya encogido los hombros lo más alto que pueda.

4. Tire de los hombros hacia abajo activando la parte media de la espalda.

5. Una vez que haya alcanzado la postura inicial neutra, redondee ligeramente la parte superior de la espalda para presionar los hombros hacia delante manteniendo un núcleo fuerte.

6. Comience un nuevo giro de hombros encogiéndose de nuevo hacia arriba.

7. Realice de 10 a 15 giros de hombros, descansando 30 segundos entre series. De tres a cinco series son un buen objetivo.

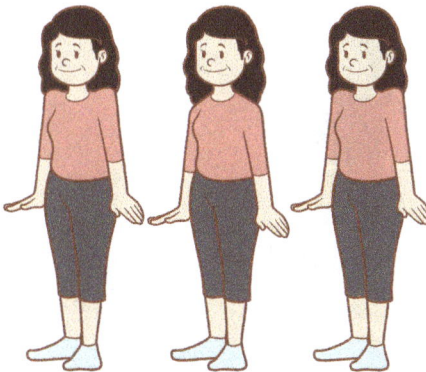

Un adulto mayor realizando el ejercicio de giros de hombros

Retracción escapular

(Útil antes del entrenamiento: Espalda, pecho, bíceps, tríceps, hombros, núcleo, peso muerto)

Beneficios:

¿Alguna vez ha levantado una caja de la mesa y ha sentido un tirón en la parte media o central de la espalda? Este calentamiento es bueno para activar los músculos de la parte media de la espalda y mejorar la movilidad de los movimientos de la parte superior del cuerpo.

Utilícelo antes de cualquier movimiento de la parte superior del cuerpo o antes de una tarea que implique estirarse hacia arriba o tirar. La retracción escapular le ayudará a abrir el pecho mientras calienta la espalda. Esto podría ayudar a mejorar la estabilidad al llevar algo como una caja a través de una habitación.

Pasos:

1. Mantenga los brazos a los lados y manténgase erguido.
2. Alternativamente, doble los codos 90 grados y estire los antebrazos delante de usted.
3. Apriete los omóplatos a la vez que tira de los codos y los brazos hacia atrás.
4. Apriete simétricamente, asegurándose de que un omóplato no entra más rápido o más lejos que el otro.
5. Realice dos series de 10 a 20 repeticiones.
6. Se pueden hacer sentados, igual que los giros de hombros.

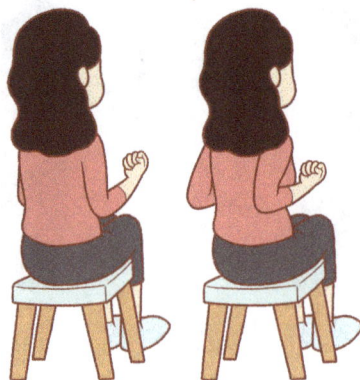

Una mujer mayor realizando la retracción escapular

Estiramientos de cuello

(Útil antes del entrenamiento: Espalda, hombros, empuje, tracción)

Beneficios:

Los estiramientos de cuello son como los de hombros en el sentido de que son muy terapéuticos. Los estiramientos de cuello ayudan a aliviar la tensión del cuello y de los músculos que lo sostienen.

Al someter a su cuello a toda su amplitud de movimiento, lo está preparando para volver a realizar esos movimientos sin problemas más adelante.

Estos estiramientos deben realizarse antes de cualquier movimiento de la parte superior del cuerpo. Sorprendentemente, este es un buen estiramiento para utilizar antes de conducir un auto, ya que ayuda a calentar el cuello en el caso de que necesite girar la cabeza.

Pasos

1. Mantenga los brazos a los lados mientras se mantiene erguido.
2. Doble el cuello hacia atrás tanto como se sienta cómodo. Lo ideal es mirar al techo.
3. Inclínese hacia delante hasta que sus ojos estén sobre sus pies. Meta la barbilla en el pecho todo lo que pueda.
4. Haga esto un total de 10 a 15 veces.
5. Doble el cuello y mire a la izquierda, luego a la derecha, con el torso recto hacia delante.
6. Haga esto unas cuantas veces más.
7. Haga unos diez círculos en cada dirección con la cabeza.
8. Con el torso inmóvil, todos sus movimientos deben ser lentos y controlados. También puede realizarlos en una silla.

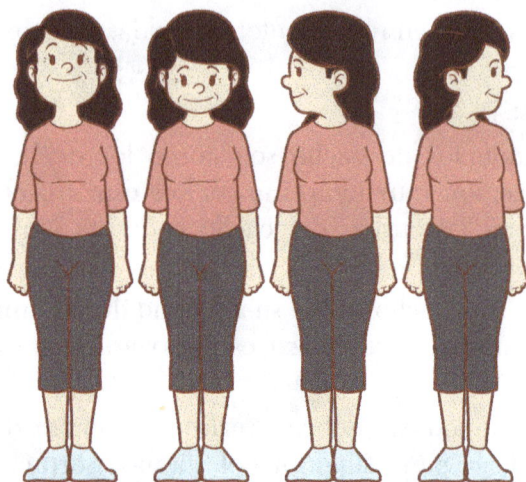

Una persona mayor realizando estiramientos de cuello

Balanceo de brazos

(Útil antes del entrenamiento: Espalda, hombros, bíceps, tríceps, núcleo, pecho, empuje, tracción)

Beneficios:

El ejercicio de balanceo de brazos le ayudará a abrir el pecho, los hombros y la espalda. Este movimiento también ayudará a que la sangre fluya por sus brazos y probablemente aumentará su ritmo cardíaco. Este movimiento debe utilizarse como calentamiento para cualquier ejercicio de tracción, empuje o centrado en la parte superior del cuerpo.

Pasos:

1. Póngase de pie con los pies plantados y los brazos estirados a los lados.

2. Estire ambos brazos hacia atrás hasta que sienta un ligero estiramiento.

3. Lleve los brazos estirados hacia delante, delante de usted, al menos a la altura del pecho, si es posible.

4. Repita 15 veces.

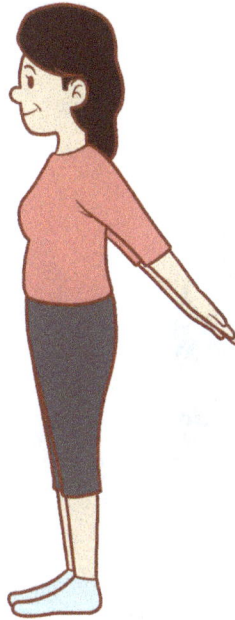

Balanceo lateral de brazos o de brazos cruzados

(Útil antes del entrenamiento: Espalda, hombros, bíceps, tríceps, pecho, tronco)

Beneficios:

Deben utilizarse junto con los balanceos regulares de brazos para aumentar la circulación y calentar la parte superior del cuerpo. Esto le ayudará con los movimientos que requieran levantar los brazos, estirar el cuerpo o utilizar los músculos de los hombros.

Pasos:

1. Póngase de pie y estire los brazos a los lados con las palmas hacia atrás.
2. Balancee los brazos estirados hacia arriba y cruzándolos, creando una forma de "X" a la altura del pecho.
3. Vuelva los brazos a la posición original balanceándolos de nuevo hacia abajo y detrás de los costados con las palmas mirando hacia atrás.
4. Repita 15 veces.

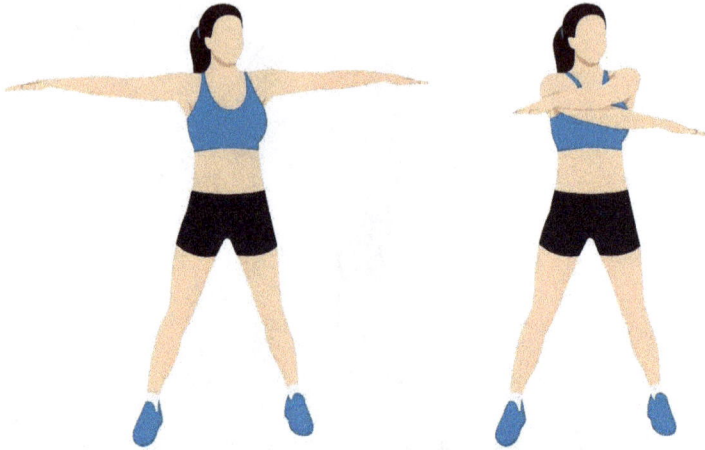

Una mujer realiza balanceo lateral de brazos

Círculos de muñeca

(Útil antes del entrenamiento: Bíceps, tríceps, pecho, hombros, espalda, empuje, tracción)

Beneficios:

Usted pasa mucho tiempo tecleando en el ordenador, enviando mensajes de texto por el teléfono o simplemente escribiendo con un bolígrafo. Este movimiento repetitivo puede llevar a menudo a una colocación incómoda de la muñeca que puede causar molestias o tensión en las muñecas. Incluso es posible que duerma de forma que la muñeca no se mueva mucho o que la mantenga en una posición incómoda durante la noche.

Serán útiles para cualquier persona que realice ejercicios con los brazos o intente agarrar algo. También pueden ayudar a prevenir lesiones de muñeca al realizar tareas cotidianas.

Pasos:

1. Póngase de pie y mantenga los brazos extendidos delante de usted. Mantenga el equilibrio. Modificación: Si no puede mantener los brazos extendidos, puede mantener los codos a los lados y doblarlos noventa grados para que las manos queden rectas delante de usted. Realice los siguientes pasos desde esta posición.

2. Sin mover los brazos, haga círculos hacia fuera con las muñecas como si estuviera desenrollando una bobina de hilo. A continuación, repita el movimiento haciendo círculos hacia dentro con la muñeca como si estuviera enrollando un hilo alrededor de un carrete.

3. Realice ocho círculos hacia fuera y ocho círculos hacia dentro.

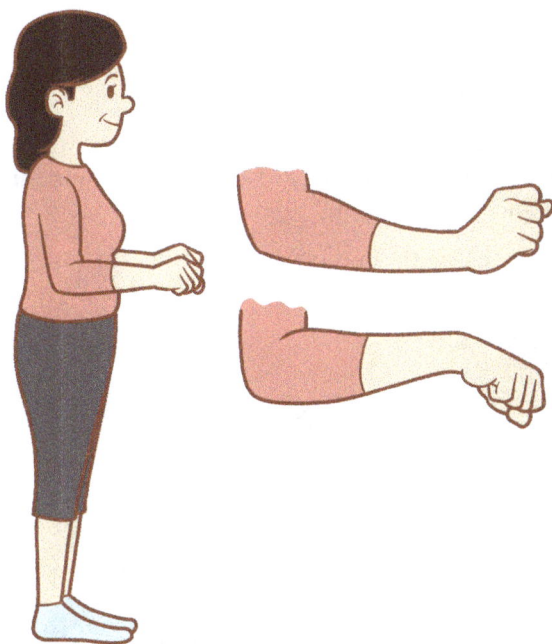

Personas mayores realizando círculos con las muñecas con los brazos completamente extendidos

Balanceo de piernas

(Útil antes del entrenamiento: Sentadillas, extensión de piernas, flexiones de piernas, elevaciones de pantorrillas, peso muerto, cardio)

Los balanceos de piernas son un ejercicio de calentamiento para centrarse en las caderas. Utilizando una silla o una pared como apoyo, aflojará las caderas, activará los glúteos y estirará los músculos de la parte anterior y posterior del muslo. Deben utilizarse antes de caminar, correr o realizar movimientos de la parte inferior del cuerpo. También pueden utilizarse para aflojar las caderas y ayudar a agacharse con menos tirantez.

Pasos:

1. Utilice la mano izquierda para mantener el equilibrio. Ponga la palma de la mano contra una pared o agárrese al respaldo de una mesa o una silla.

2. Manténgase en equilibrio sobre la pierna izquierda y deje colgar la pierna derecha.

3. Balancee la pierna derecha hacia delante y dé una patada lo más alta posible sin perder el equilibrio ni mover el lado izquierdo.

4. Después, balancee la pierna hacia atrás. No podrá retroceder tanto como le gustaría. Deje que la pierna oscile hacia delante y hacia atrás cómodamente sin esforzarse ni forzar el movimiento.

5. Repita esto con la pierna izquierda.

6. Balancéese hacia delante y hacia atrás 10 veces con cada pierna.

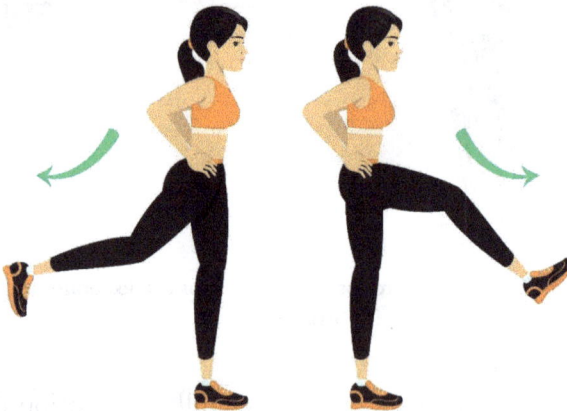

Una mujer realiza balanceos de piernas de atrás hacia delante

Balanceos laterales de piernas

(Útil antes del entrenamiento: Sentadillas, extensión de piernas, curl de piernas, elevación de pantorrillas, peso muerto, cardio)

Beneficios:

Los balanceos laterales de piernas consisten en activar la parte inferior del cuerpo. Ponen a las caderas en un rango completo de movimiento de lado a lado, lo que puede ayudar a mejorar el equilibrio y aliviar la tirantez de la cadera.

Utilice los balanceos laterales de piernas para calentar las caderas, los glúteos y las piernas antes de una caminata o de realizar ejercicios para la parte inferior del cuerpo. Este calentamiento también puede ayudar a mejorar la estabilidad y mantener la movilidad al moverse o desplazarse de un lado a otro.

Pasos:

Son como los balanceos de piernas en el sentido de que siguen activando y aflojando las caderas y las piernas.

1. Apóyese con un brazo extendido contra una pared o de pie sosteniendo una silla frente a usted para apoyarse.

2. Manténgase erguido con la pierna izquierda y deje que la derecha cuelgue libre.

3. Manteniendo la pierna estirada, balancee la pierna derecha a lo largo del cuerpo hasta que cruce por encima del pie izquierdo.

4. Balancee la pierna derecha estirada desde la posición cruzada hacia la derecha tanto como pueda cómodamente.

5. Repita este movimiento yendo de izquierda a derecha.

6. Complete este movimiento 10 veces antes de cambiar a la otra pierna.

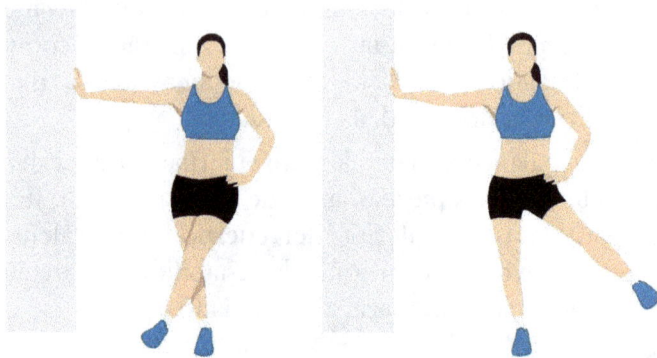

Una mujer realizando un balanceo lateral de piernas

Círculos con los tobillos desde una posición sentada

(Útil antes del entrenamiento: Sentadillas, prensa de piernas, elevaciones de pantorrillas, peso muerto, cardio)

Beneficios:

Los círculos con los tobillos le ayudarán a calentar las piernas y los pies. Este calentamiento puede ayudar a prevenir lesiones por rodar el tobillo o tropezar debido a que los pies y los tobillos no están completamente activados.

Es un buen movimiento para utilizar antes de un paseo, ejercicios de la parte inferior del cuerpo o incluso antes de levantarse de la cama a primera hora de la mañana. Los círculos con los tobillos también pueden ayudar a aliviar la tensión en la espinilla. Los dolores de espinilla (que causan dolor en la espinilla) pueden producirse por estar mucho tiempo de pie o por movimientos repetitivos que acaban agravando los tendones y los músculos.

Pasos:

1. Respire hondo y siéntese con la espalda recta.

2. Cruce la pierna derecha sobre la izquierda o extienda la pierna derecha. Está bien extender la pierna estirada o doblar la rodilla de modo que el pie se despegue del suelo al extenderla. Estas dos posiciones tendrán sensaciones diferentes.

3. Gire los tobillos en un movimiento circular en sentido contrario a las agujas del reloj, manteniendo la mayor estabilidad posible en el resto de la pierna. Es posible que sienta sacudidas; suavícelas lo mejor que pueda. A continuación, repita de nuevo los círculos en la otra dirección.

4. Repita el proceso diez veces más en la dirección opuesta.

5. Para un reto añadido, eleve y rote ambos tobillos simultáneamente.

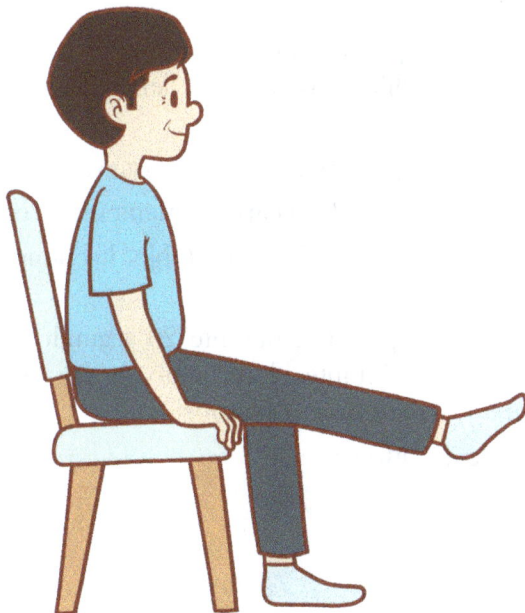

Un hombre realizando círculos con los tobillos en posición sentada

Estiramiento de isquiotibiales sentado

(Útil antes del entrenamiento: Sentadillas, extensión de piernas, curl de piernas, elevación de pantorrillas, peso muerto, cardio)

Beneficios:

Sus caderas y rodillas se apoyan en unos isquiotibiales fuertes y flexibles (en la parte posterior del muslo), que ayudan a prevenir las caídas. Son una fuente importante de fuerza y son necesarios para movimientos como caminar. Los isquiotibiales pueden tensarse a menudo por falta de uso, como estar sentado o tumbado en la misma posición durante largos periodos.

Este ejercicio aflojará los isquiotibiales tensos para que camine con más comodidad y fluidez. Realice este calentamiento antes de los entrenamientos de la parte inferior del cuerpo o a primera hora de la mañana al sentarse en la cama.

Pasos:

1. Siéntese derecho en su silla o en el borde de la cama, con los pies apoyados en el suelo y separados a la anchura de los hombros.

2. Extienda la pierna derecha, apoye el talón en el suelo y estire la rodilla (las manos deben descansar sobre los muslos).

3. Deslice las manos por la pierna hasta sentir un estiramiento.

4. Desde las caderas hacia arriba, mantenga la espalda recta.

5. Permita que su rodilla se doble ligeramente si está en tensión.

6. Mantenga la posición durante 20 segundos. Profundizar el estiramiento durante el recuento de los 20 segundos está permitido, pero no es obligatorio.

7. Cambie de lado y repita.

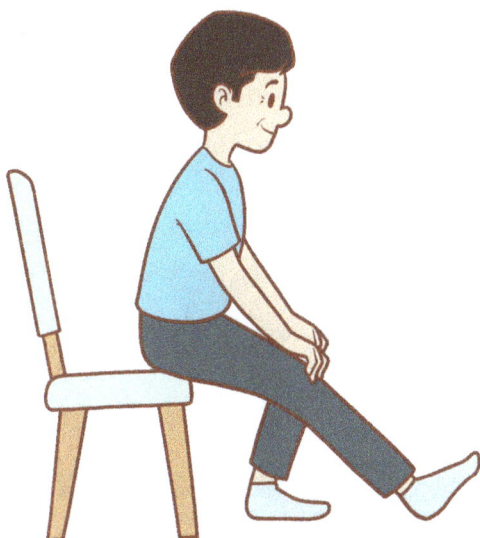

Flexión de rodilla

(Útil antes del entrenamiento: Sentadillas, extensión de piernas, curl de piernas, elevación de pantorrillas, peso muerto, cardio, prensa de piernas)

Beneficios:

Las rodillas suelen ser una fuente de molestias para muchos, ya que las utilizamos con mucha frecuencia. Son articulaciones sensibles, y la amortiguación dentro de la articulación se degrada con el tiempo.

Los músculos de las piernas suelen estar tensos por estar sentados o tumbados en una misma posición durante la noche o el día. La flexión de rodilla ayuda a calentar los músculos con un ligero estiramiento mientras se mueve la rodilla en su dirección natural cuando está flexionada.

La flexión de rodilla puede ayudar a preparar la articulación de la rodilla a la vez que calienta los músculos de la pierna. Esto puede ayudar a prevenir la tirantez o la tensión al realizar ejercicios para la parte inferior del cuerpo, salir a caminar o simplemente levantarse y levantarse de una silla.

Pasos:

1. Póngase de pie y flexione una rodilla manteniendo la otra recta. Esto levantará el pie del suelo y lo colocará ligeramente detrás de usted.

2. Una vez que sienta un estiramiento en el muslo, devuelva el pie a la posición natural de pie.

3. Repita el movimiento diez veces con cada pierna.

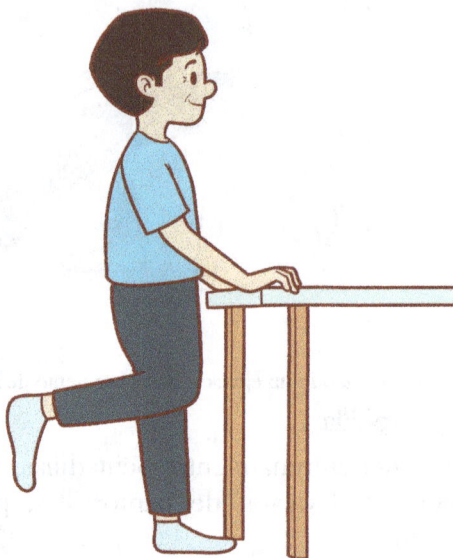

Un adulto mayor realizando una flexión de rodilla

Elevaciones de cadera desde una posición sentada

(Útil antes del entrenamiento: Sentadillas, extensión de piernas, curl de piernas, elevación de pantorrillas, peso muerto, cardio)

Pasos:

1. Siéntese en su silla con la espalda apoyada firmemente contra el respaldo de la silla.

2. Agarre los laterales de la silla con las manos.

3. Levante la cadera y la rodilla derecha, manteniéndolas en su sitio durante 10 a 20 segundos.

4. Repita tres veces en cada lado.

5. Deslícese hacia delante en la silla para conseguir una sensación ligeramente diferente. Alternativamente, cruce las piernas y eleve la cadera y la parte superior de la pierna.

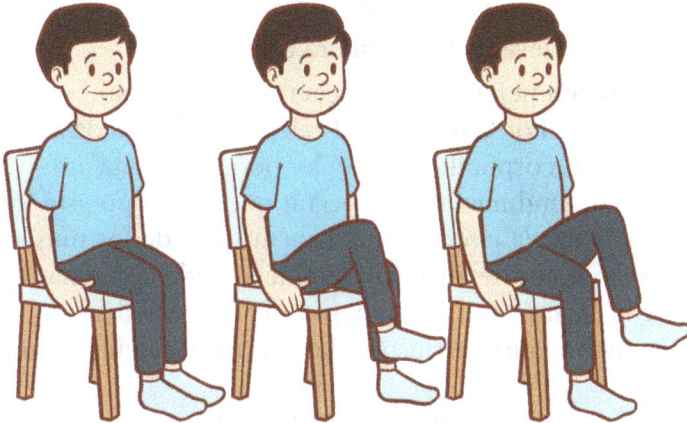

Un hombre mayor realizando elevaciones de cadera sentado

Los beneficios del calentamiento

1. Beneficios para el corazón

El objetivo de un calentamiento es preparar su sistema cardiovascular para un entrenamiento; sus músculos se contraerán con más fuerza y se relajarán más rápidamente. Este aumento de la frecuencia cardiaca mejora la capacidad de fuerza y rapidez del organismo. El corazón también responde a los movimientos de calentamiento bombeando más sangre con mayor rapidez. El calentamiento del sistema cardiovascular facilita la respuesta a las mayores exigencias de un entrenamiento y evita que la tensión arterial se dispare o que la sensación de inestabilidad comience demasiado bruscamente.

2. Aumenta la seguridad del entrenamiento

Su cerebro y su cuerpo deben funcionar al unísono para que un entrenamiento tenga éxito y sea seguro. Su sistema nervioso necesita ajustarse al cambio de actividad y a la tensión a la que someterá al cuerpo durante el ejercicio. El calentamiento informa a su cuerpo de que debe prepararse para una actividad más extenuante que la que estaba realizando previamente, haciendo que sus entrenamientos sean más seguros y eficaces.

3. Ayuda a elevar la temperatura corporal

Cuando la temperatura de su cuerpo está ligeramente elevada, este rinde mejor. Por la mañana, el calentamiento ayuda a aumentar su temperatura corporal, lo que le permite notar un pequeño aumento de su rendimiento. Conseguir que el cuerpo esté "caliente" significa aumentar la circulación y la activación de los músculos. El calentamiento antes del ejercicio también ayuda a quemar calorías. Entrar en la "zona" con un aumento de la frecuencia cardiaca, el flujo sanguíneo y quizá incluso sudar un poco calienta y prepara el cuerpo.

4. Aumenta la flexibilidad muscular y el aporte de oxígeno

El calentamiento aumenta el flujo sanguíneo y la flexibilidad muscular. Cuando sus músculos han recorrido su amplitud de movimiento o se han activado con un calentamiento, es menos probable que se vean sorprendidos. Cuando un músculo se ve sorprendido por un movimiento en un entrenamiento, puede provocar una lesión como un tirón muscular. El calentamiento mejora la capacidad de su cuerpo para proporcionar oxígeno y nutrientes a los músculos en funcionamiento, lo que les permite rendir mejor.

5. Mejora la cohesión

Su sistema nervioso se comunica con los músculos de forma más eficaz cuando está adecuadamente preparado. Su cuerpo responde con tiempos de reacción más rápidos y movimientos más ágiles cuando las vías entre los nervios y los músculos se comunican con claridad. El calentamiento antes del ejercicio puede mejorar el rendimiento y permitir sesiones más difíciles con menos riesgo de lesiones.

6. Aumenta la agudeza mental

Las personas mayores estresadas tienen menos probabilidades de rendir bien durante sus entrenamientos. El estrés les hace distraerse e incluso volverse más lentos. También pierden la concentración en la tarea que tienen entre manos, se vuelven descuidados y, en ocasiones, pueden lesionarse. También es una buena idea prepararse psicológicamente para un ejercicio aclarando sus pensamientos, mejorando su atención y evaluando sus habilidades y enfoque; el calentamiento antes del ejercicio proporciona una preparación mental además de beneficios físicos.

7. Le ayuda a hacer ejercicio durante más tiempo al aumentar su resistencia.

La capacidad de su cuerpo para hacer ejercicio se ve perjudicada cuando se acumula ácido láctico en la sangre. El ácido láctico puede acumularse más rápidamente en el torrente sanguíneo sin un calentamiento, haciendo que ejercitarse sea casi imposible en los primeros minutos. Por otro lado, el calentamiento puede ayudar a los sistemas energéticos de su cuerpo a adaptarse a las crecientes exigencias y reducir la acumulación de ácido láctico, permitiéndole ejercitarse durante más tiempo y con más intensidad.

8. Activa el metabolismo y la producción de energía.

Durante el calentamiento, su cuerpo produce más hormonas que regulan los niveles de energía. Debido a este equilibrio hormonal, hay más carbohidratos y ácidos grasos accesibles para el uso energético. Así, el calentamiento antes del ejercicio ayuda a aumentar el metabolismo y mejora la energía.

9. El calentamiento aumenta la activación del núcleo y la estabilidad de las articulaciones.

Calentar las articulaciones, en particular las caderas, las rodillas, los tobillos y los hombros, ayuda a mejorar la amplitud de movimiento. La capacidad de una persona mayor para moverse con eficacia se ve limitada por el envejecimiento o la menor movilidad de las articulaciones, lo que reduce la potencia y hace que uno se ralentice. También son frecuentes las lesiones por rigidez de las articulaciones. Calentar los glúteos, la columna vertebral, los abdominales, los flexores de la cadera y los músculos de la espalda ayuda a su cuerpo a mantenerse sólido y equilibrado durante el entrenamiento.

10. Ayuda con las objeciones

Los días en los que no le apetezca hacer ejercicio, un calentamiento puede ayudarle a empezar. ¡El calentamiento puede ser un motivador fantástico! Una persona mayor debería realizar un calentamiento de al menos 10 minutos.

Nota: un calentamiento también puede servir para poner a prueba su cuerpo lesionado o enfermo. El calentamiento puede preparar el cuerpo para el día y ayudar a prevenir las posibilidades de lesión de las personas mayores.

Intente realizar estos estiramientos incluso en los días en los que no parece probable que vaya a entrenar.

Peligros de saltarse el calentamiento

1. Puede lesionarse.

Puede que hoy se haya librado de la lesión, pero omitir un calentamiento regular aumenta la posibilidad de sufrir una distensión muscular u otra lesión. Tómese 10 minutos para calentar antes de ejercitarse; de lo contrario, se arriesga a sufrir una lesión que podría retrasarle durante semanas. La finalidad del calentamiento es preparar el cuerpo para el movimiento y la actividad, que es el objetivo de seguir haciendo ejercicio en la tercera edad.

Según la Clínica Mayo, la carga incorrecta de las articulaciones y los músculos durante un gran levantamiento es una de las causas más comunes de las distensiones musculares agudas. Por otro lado, el calentamiento antes del ejercicio prepara al cuerpo para cargar los músculos adecuados y seguir patrones de movimiento que le ayuden a evitar lesiones.

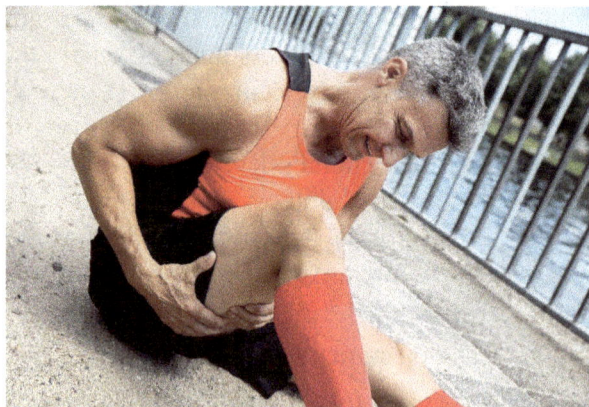

Una persona mayor lesionada durante un entrenamiento

Por ejemplo, al calentar para las elevaciones de peso muerto (que requieren flexionar las caderas y las rodillas para llegar abajo antes de levantar el peso hacia arriba), primero debe practicar la acción de la bisagra de la cadera con un movimiento como el *ejercicio de los buenos días* (ponerse de pie con las piernas juntas y flexionar solo las caderas hasta que el cuerpo forme un ángulo cercano a los 90 grados), que le enseña a cargar las caderas, los glúteos, el tronco y la espalda con eficacia.

2. Sus resultados pueden verse afectados

Según la quiropráctica R. Alexandra Duma (quiropráctica deportiva del equipo de EE. UU. del estudio de recuperación y bienestar de Nueva York, FICS), calentar los músculos antes de un entrenamiento ayuda a mejorar la temperatura central y muscular del cuerpo. "Piense en ello como en el calentamiento de su coche en un frío día de invierno: funciona mejor", explica Duma. Sus articulaciones se vuelven más flexibles a medida que aumenta la temperatura de sus músculos, lo que incrementa su amplitud de movimiento.

Pero no lo haga porque sí; trabajar duro durante el calentamiento puede ayudarle a rendir mejor durante el gran evento, según las investigaciones. (En otras palabras, se agachará más y cargará más peso).

Tipos

Calentamiento activo

Los calentamientos activos son los más populares y, si no son demasiado extenuantes, se ha comprobado que aumentan el rendimiento. Implican mover el cuerpo mediante movimientos. Los estiramientos activos consisten en contraer un músculo para estirar otro. Realizados correctamente, ayudan al cuerpo a utilizar el oxígeno de forma más eficaz sin agotar sus reservas de energía y aumentando la flexibilidad. Los expertos recomiendan con frecuencia que un calentamiento específico del deporte siga a un calentamiento aeróbico básico.

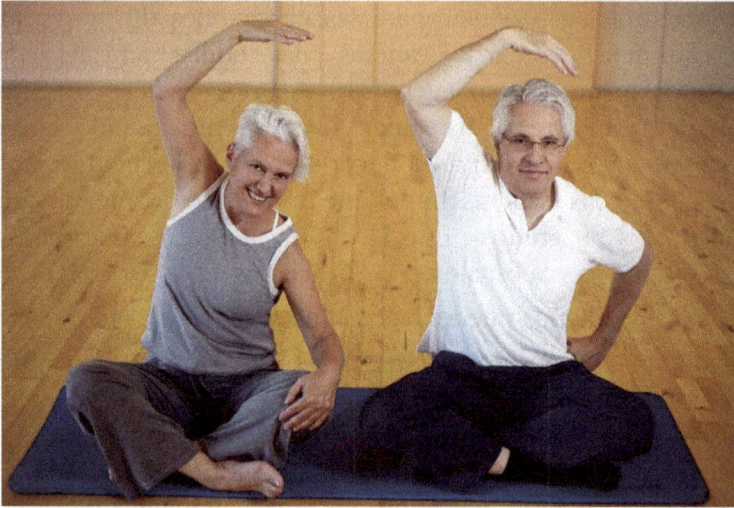

Personas mayores participando en un estiramiento de calentamiento activo

Calentamiento pasivo

Los calentamientos pasivos consisten en aumentar la temperatura corporal a través de fuentes externas como un baño caliente o una sauna para aflojar el cuerpo. Esta estrategia consigue muchos de los mismos beneficios que los calentamientos activos a la vez que evita el cansancio. Sin embargo, no ofrece todas las ventajas de los calentamientos activos enérgicos. Puede probar un calentamiento pasivo en combinación con algunos estiramientos.

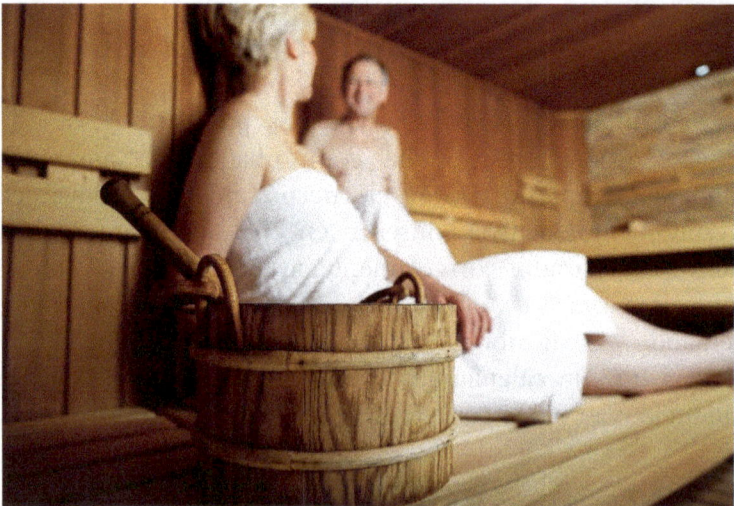

Personas mayores que utilizan la sauna como calentamiento pasivo

Estiramientos estáticos

El estiramiento estático es un tipo de estiramiento que consiste en estirarse en el sitio sin ningún movimiento rotatorio de las extremidades. La mayoría de los regímenes de calentamiento utilizados incluyen estiramientos estáticos, que consisten en mantener una posición de 30 a 90 segundos. El calentamiento estático puede utilizarse para aflojar los músculos tensos mediante estiramientos, pero este tipo de estiramiento es especialmente beneficioso después de hacer ejercicio. Los estiramientos balísticos o rebotar durante un estiramiento no deben realizarse, ya que han perdido el favor de los expertos debido al riesgo de lesiones.

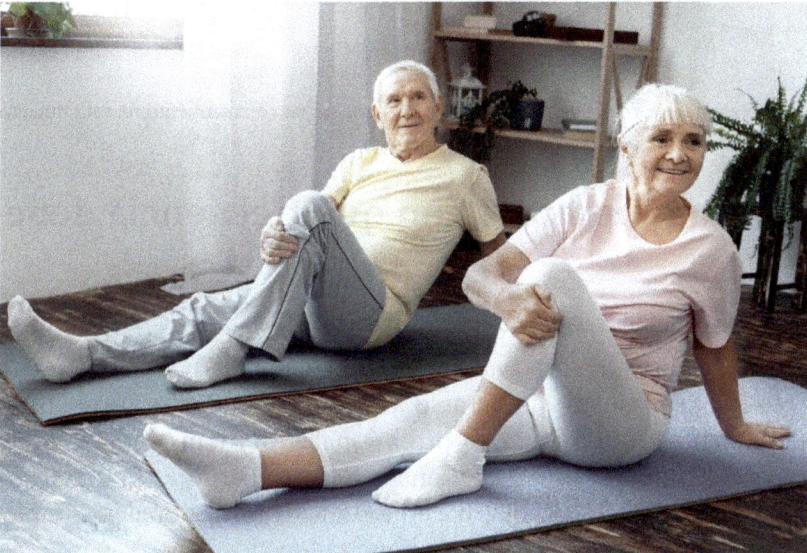

Personas mayores practicando estiramientos estáticos

Estiramiento dinámico

El estiramiento dinámico consiste en mover el cuerpo para simular la acción que se va a realizar. Prepara los músculos y las articulaciones que se utilizarán para un movimiento de entrenamiento específico. Caminar o hacer zancadas (lunges) son ejercicios de calentamiento habituales para los corredores.

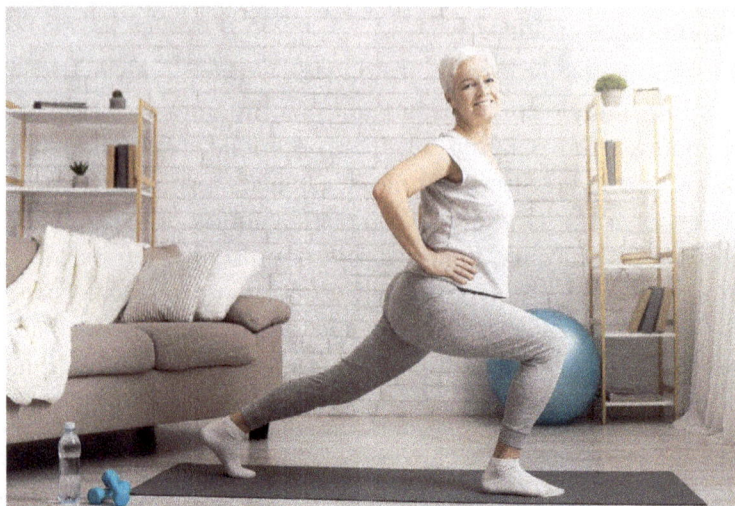

Una persona mayor haciendo zancadas como parte de un calentamiento de estiramiento dinámico

¿Cuánto tiempo y con qué frecuencia debe calentar?

Técnicas de calentamiento que funcionan

A la hora de calentar, ¿cuánto tiempo debe dedicar? Los atletas profesionales suelen prepararse para un partido o competición durante mucho tiempo. Los profesionales del tenis, por ejemplo, practican durante una hora antes de un partido. Calentar los músculos no es todo lo que hacen los atletas profesionales; también practican *una serie de movimientos* (en los que repasan los movimientos que van a realizar en el deporte).

El calentamiento para las personas mayores debe durar al menos entre 10 y 15 minutos y realizarse justo antes del ejercicio. Muchos ejercicios de calentamiento son beneficiosos para las actividades cotidianas y la salud en general y, por lo tanto, pueden realizarse a diario. Recuerde que no debe excederse en el calentamiento y que, si se siente demasiado cansado, no debe forzarse a realizar más ejercicios.

Tomarse su tiempo para realizar ejercicios de calentamiento antes de embarcarse en cualquiera de sus entrenamientos elegidos es una buena práctica con numerosos beneficios, especialmente para las personas mayores. Para ayudar en la prevención de lesiones y conseguir que su cuerpo y su mente estén motivados y concentrados para el ejercicio, es muy recomendable realizar ejercicios de calentamiento.

Capítulo 4: Trabaje la espalda y los bíceps

Incorporar un entrenamiento de espalda y bíceps tiene varias ventajas. La razón por la que estos dos grupos musculares se trabajan al mismo tiempo es que ambos se utilizan en muchos de los mismos ejercicios. Por ejemplo, los ejercicios de tracción que utilizan y desarrollan los músculos de la espalda también utilizan los músculos bíceps como fuente suplementaria de fuerza.

Dado que los bíceps son un grupo muscular auxiliar para muchos ejercicios de espalda, estará fortaleciendo la espalda y los bíceps simultáneamente. Su rutina de entrenamiento depende en gran medida de sus objetivos de forma física. Los procedimientos convencionales de ejercicios de fuerza aconsejan ejercitar primero los músculos más grandes y después los más pequeños. Esta estrategia pretende facilitar el ejercicio y reducir el riesgo de lesiones. Los músculos más grandes, como la espalda, podrán soportar más peso y durarán más que los músculos más pequeños, como el bíceps. Aunque esta estrategia es beneficiosa, evalúe sus objetivos de forma física y en qué conjuntos musculares le gustaría centrarse mientras programa su ejercicio.

Integrar la espalda y los bíceps en un único entrenamiento también permite a los adultos mayores realizar la actividad mediante entrenamientos populares en una sola sesión, eliminando la necesidad de dividirlos en sesiones específicas y dándoles un día de descanso extra.

Los ejercicios de espalda y bíceps implican tirar y levantar. Serán beneficiosos en movimientos cotidianos como abrir puertas, sujetar cajas o bolsas, o agarrar y acercar cosas.

Algunos ejemplos de ejercicios de esta categoría son:

Curl con mancuernas: Que requieren que levante peso por delante de su cuerpo utilizando solo los brazos.

Jalón lateral en polea: Implica ponerse en posición sentada y estirarse hacia arriba para tirar de una barra en un cable con resistencia de pesas hasta el pecho.

Pose de Superman: Consiste en tumbarse boca abajo en el suelo y elevar los brazos y las piernas.

Entrenamiento en casa para espalda y bíceps sin equipamiento

Estos son entrenamientos que puede realizar fácilmente en su propia casa. No requieren equipamiento de gimnasio (a menos que considere una esterilla o sus pantalones de yoga como "equipamiento"). Tampoco necesita a un amigo, pariente o a nadie a su alrededor para realizarlos. Son movimientos simples y sencillos que pueden ser completados por la mayoría de las personas.

Pose de Superman

Pasos:

1. Acuéstese boca abajo en el suelo con la cara mirando directamente al suelo.

2. Extienda los brazos con las palmas hacia abajo por encima de la cabeza todo lo que pueda (como Superman volando).

3. Deje las piernas tumbadas de forma natural con la parte superior de los pies mirando al suelo.

4. Inhale. Contraiga la espalda y los hombros, apriete los glúteos y levante los brazos y las piernas extendidos del suelo. El pecho y parte de los muslos deben despegarse también del suelo.

5. Mantenga el cuerpo en la posición elevada durante 15 segundos si es posible antes de volver a bajar. Exhale.

6. Asegúrese de mantener la cabeza y el cuello rectos mirando al suelo.

7. Descanse 30 segundos antes de repetir el movimiento hasta 3 repeticiones.

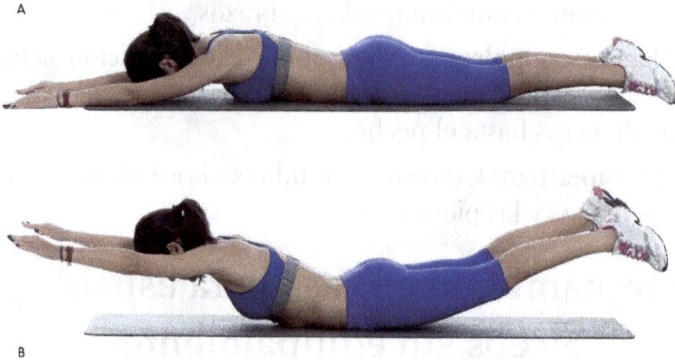

Una mujer realizando la pose de Superman

Buenos días (Hip Hinge)

1. Póngase de pie con las manos en las caderas con los pies ligeramente más anchos que las caderas

2. Mantenga el cuello neutro y las manos y los hombros firmes mientras dobla la cintura.

3. Inhale. Inclínese lentamente hasta que la parte superior de su cuerpo esté lo más cerca posible de estar paralela al suelo. Sus glúteos y caderas deben estar empujados hacia atrás cuando complete este movimiento.

4. Exhale lentamente. Mantenga la espalda recta y active los glúteos, la zona lumbar y los isquiotibiales (músculo de la parte posterior del muslo). Eleve la parte superior del cuerpo hasta la posición inicial.

5. Repita este movimiento durante tres series de 10 repeticiones. Descanse de 30 a 60 segundos entre cada serie.

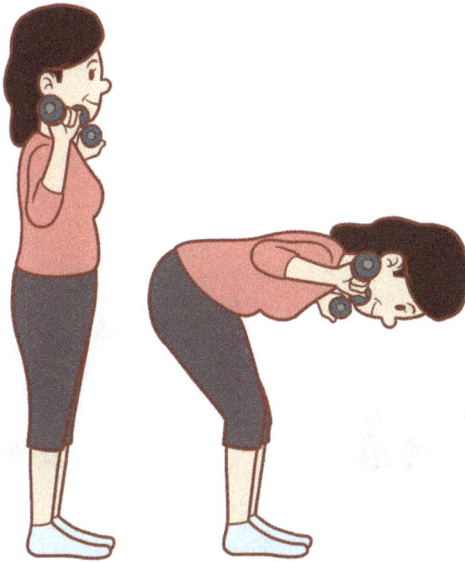

Una mujer haciendo una demostración del ejercicio de Buenos días

Elevaciones de brazos de pie

1. Póngase de pie con los pies ligeramente más abiertos que las caderas y las rodillas dobladas. Inclínese hacia delante en posición de bisagra de cadera, de modo que las caderas queden hacia atrás y la parte superior del cuerpo quede apoyada en una flexión hacia delante en un ángulo de unos 45 grados.

2. Mantenga el cuello neutro con los ojos mirando al suelo directamente delante de ellos. Tire de los hombros hacia atrás y hacia abajo y apóyese con el tronco estabilizado.

3. Mantenga los brazos extendidos delante de usted. Exhale mientras tira de los brazos hacia atrás como si fueran alas de pájaro hasta que formen una "T" con su cuerpo. Inhale mientras vuelve a bajar los brazos lentamente.

4. Exhale. Levante los brazos hacia arriba hasta que se alineen con su cuerpo formando una "Y". Inhale. Baje lentamente los brazos de nuevo hacia abajo.

5. Exhale. Levante los brazos hacia arriba hasta que estén alineados con su cuerpo y sus bíceps estén junto a sus orejas formando una "I". Inhale. Baje lentamente los brazos de nuevo hasta colocarlos delante del cuerpo.

6. Repita esta serie de tres elevaciones durante tres series de 8 repeticiones, con 60 segundos de descanso entre series.

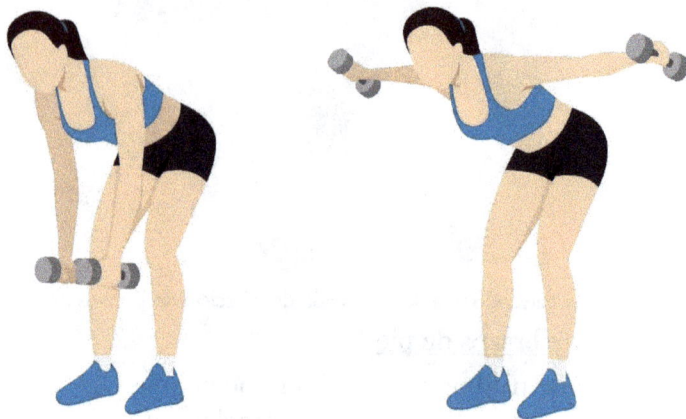

Una mujer realiza una elevación de brazos en "T" con mancuernas pequeñas

Elevaciones de brazos (tumbado)

1. Acuéstese boca arriba con las piernas flexionadas y los pies plantados. Mantenga los brazos bajados a los lados con las palmas en el suelo.

2. Exhale. Levante lentamente un brazo cada vez hasta que esté extendido recto frente a usted aproximadamente a la altura del pecho. Inhale. Baje el brazo de nuevo hasta el suelo.

3. Complete tres series de 10 repeticiones para cada brazo. **Nota:** Sentirá que esto hace trabajar también sus hombros.

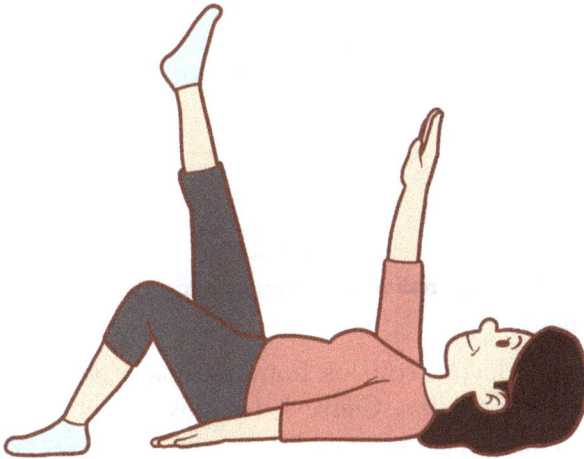

Una mujer realizando una elevación de brazos tumbada

Press isométrico de bíceps con las manos

1. Póngase derecho y coloque las manos juntas delante de usted en posición de oración.

2. Gire las manos en posición de oración de modo que las puntas de los dedos apunten directamente hacia fuera del pecho.

3. Flexione ligeramente los codos hasta formar un ángulo de unos 45 grados, de modo que los brazos no estén totalmente extendidos ni demasiado pegados al cuerpo.

4. Exhale mientras presiona las manos entre sí sin permitir ningún movimiento en los brazos y manténgalo durante 10 segundos. Inhale.

5. Repita la posición durante tres series con 30 segundos de descanso entre series.

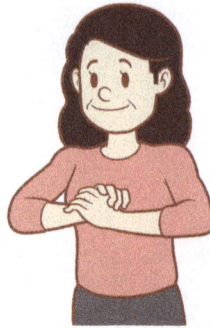

Una mujer realizando un <u>press isométrico de bíceps</u>

Curl sin peso

1. Póngase de pie con los hombros hacia atrás y los brazos caídos a los lados. Cierre los puños y sujete las manos de forma que las palmas queden frente a usted.

2. Exhale. Levante lentamente los brazos hasta 90 grados contrayendo el bíceps y doblando el codo.

3. Mantenga los brazos arriba durante 5 segundos. Exhale y bájelos lentamente hasta que queden totalmente extendidos a los lados.

4. Repita esto durante tres series de 10 repeticiones con un descanso de 30 a 60 segundos entre series.

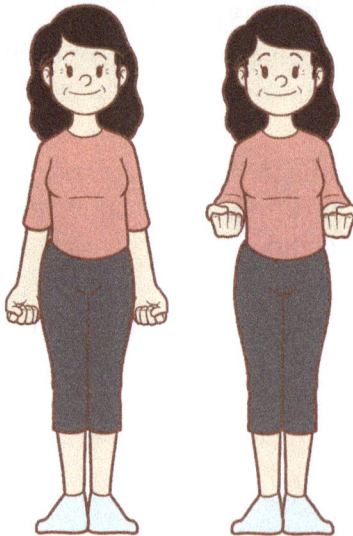

Una mujer realizando Curl de bíceps sin pesas

Ejercicios en casa para espalda y bíceps con equipamiento

Estos ejercicios pueden realizarse en casa utilizando equipos de gimnasio doméstico comprados o cosas de la casa como sustitutos. Asegúrese de probar las pesas o las bandas de resistencia antes de comprarlas para asegurarse de que tienen un peso adecuado para su nivel de forma física actual. Siempre puede comprar otras más ligeras y utilizarlas hasta que progrese a algo más pesado.

Si no se adquiere material específico para el gimnasio, a menudo se pueden utilizar otros artículos domésticos para conseguir resultados similares. Solo tendrá que reunirlos y comprobar su seguridad y practicidad de uso en un entrenamiento real.

Remo inclinado

Opción: Este ejercicio también puede completarse con una barra o con sustitutos domésticos (como una bolsa cargada o un cubo de la ropa sucia).

1. Coja un par de mancuernas. Probablemente serán un poco más pesadas que las utilizadas para los ejercicios de brazos, ya que utilizará su espalda, que es un grupo muscular más grande, y sus brazos.

2. Póngase de pie con los pies separados a la altura de los hombros e inclínese por la cintura en un ángulo de unos 45 grados. Las mancuernas estarán en sus manos, sujetas a la longitud de sus brazos con las palmas hacia dentro.

3. Utilice la espalda mientras aprieta los omóplatos para tirar del codo doblado hacia arriba y hacia atrás por detrás de la espalda. Esto tirará de las mancuernas hacia arriba y hacia dentro, de modo que queden apoyadas a ambos lados de su sección media. Haga una pausa de un segundo en la parte superior antes de volver a bajar las pesas a la posición inicial.

4. Repita esto durante tres series de 8 a 10 repeticiones con un descanso de 30 a 60 segundos entre series.

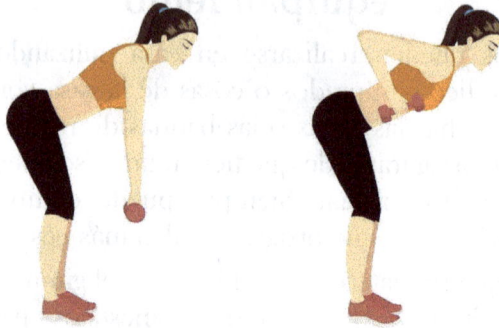

Una mujer haciendo una demostración de remo inclinado con mancuernas

Peso muerto

Opción: Este ejercicio se puede hacer con un juego de mancuernas, una barra o algo con algo de peso que se pueda agarrar por la casa, como una mochila cargada o un cesto de la ropa sucia.

1. Póngase de pie con el pecho erguido y los pies separados a la anchura de los hombros. Los hombros deben estar echados hacia atrás y debe haber un ligero arco en la espalda.

2. Las mancuernas deben comenzar en sus manos delante de sus muslos con las palmas mirando hacia el cuerpo.

3. Agáchese articulando la cadera y doblando las rodillas. La espalda debe mantenerse recta (no deje que se redondee) y el cuello debe estar en posición neutra con los ojos mirando al frente.

4. Manteniendo los brazos rectos, baje las mancuernas justo delante de las piernas mientras gira las caderas y flexiona las rodillas. Si puede llegar al paralelo, estupendo, pero si no, baje hasta que sienta el estiramiento en la parte baja de la espalda y los isquiotibiales.

5. Suba las pesas empujando las caderas hacia delante hasta su posición natural y empujando con los pies. Debe colocarse en posición erguida con las pesas delante de los muslos.

6. Repita durante tres series de 8 repeticiones con 60 segundos de descanso entre series.

7. Comience con un peso ligero y progrese a más pesado una vez que se haya construido una base de fuerza y equilibrio para este movimiento.

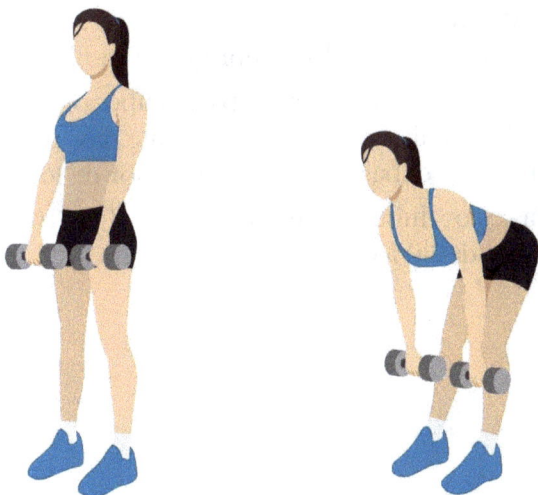

Una mujer realizando un peso muerto con mancuernas

Elevación lateral inclinada

Consejo: Empiece con un peso ligero o incluso comience este ejercicio sin pesas como calentamiento. Se encuentra en una posición incómoda y puede que no haya mucha fuerza acumulada al empezar.

1. Siéntese en el borde de una silla robusta o en el borde de un banco de ejercicios. Manteniendo un ángulo de 90 grados en las rodillas, plante los pies firmemente en el suelo. Agarre una mancuerna ligera en cada mano y manténgalas colgando en la parte exterior de los muslos por debajo de ellas.

2. Agáchese por la cintura hasta que el pecho esté cerca o toque la parte superior de los muslos. Mantenga el cuello neutro. La parte interior de los antebrazos debe estar contra la parte exterior de los muslos y las pesas colgarán hacia abajo más o menos a la altura de las pantorrillas.

3. Mantenga una ligera flexión en el codo y concéntrese en intentar juntar los omóplatos en el centro de la espalda mientras exhala y levanta las pesas hacia fuera y hacia arriba y hacia los lados. Las pesas deben elevarse por encima de la altura del muslo. Si no puede elevarlas tan alto, está bien elevarlas hasta un grado menor que le resulte cómodo.

4. Haga una breve pausa en la parte superior del movimiento antes de inhalar y bajar lentamente las pesas hasta que cuelguen por debajo de la parte exterior de los muslos.

5. Repita esto durante tres series de 8 a 10 repeticiones. Descanse de 30 a 60 segundos entre series.

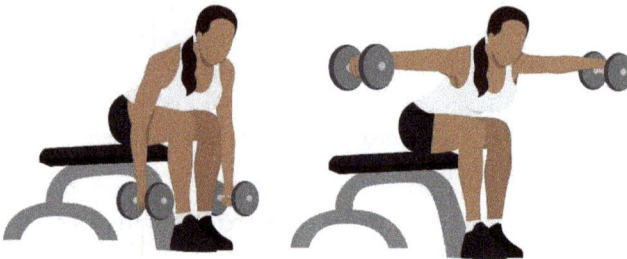

Una mujer realiza una demostración de elevación lateral inclinada sentada

Curl de bíceps con mancuernas

1. Póngase de pie con los hombros hacia atrás y los brazos caídos a los lados. Sujete las mancuernas a los lados o ligeramente apoyadas en la parte delantera de los muslos. Las palmas de las manos deben estar frente a usted con los pulgares alejados del cuerpo.

2. Eleve lentamente los brazos a 90 grados contrayendo el bíceps y doblando el codo.

3. Mantenga los brazos arriba durante un segundo antes de bajarlos lentamente hasta que queden totalmente extendidos a los lados o ligeramente apoyados en el muslo.

4. Repita esto durante tres series de 8 a 10 repeticiones con un descanso de 30 a 60 segundos entre series.

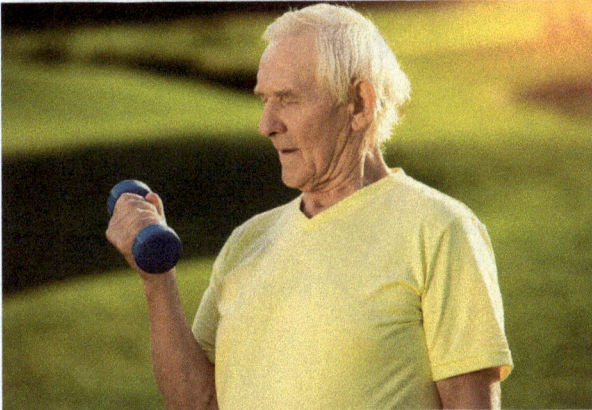

Un hombre mayor realiza curl de bíceps con mancuernas

Remo con banda de resistencia

Para este ejercicio, necesitará una banda de resistencia. Puede ser una con agarradera o una sin ella. Estas bandas vienen en diferentes pesos y se pueden comprar en muchas tiendas grandes o en línea. Adquirir un juego con varios pesos puede ser una herramienta poderosa para progresar, a la vez que le proporciona la opción de utilizar el peso adecuado.

1. Sujete una banda de resistencia a un anclaje, ya sea enrollándola alrededor, sujetándola con un clip suministrado o atándola. Este punto de anclaje puede estar por encima de la cabeza, en la mitad del cuerpo o en el suelo.

2. Dependiendo del método de fijación de la banda, este movimiento utilizará un brazo cada vez o los dos si se dispone de dos agarraderas o extremos.

3. Colóquese de pie con los hombros hacia atrás y las piernas separadas a la anchura de los hombros, lo suficiente para que la banda esté casi tensa.

4. Contrayendo los músculos de la parte media de la espalda, tire de la banda hacia usted hasta que el codo quede doblado y a su lado o detrás de usted. Aguante un segundo.

5. Vuelva lentamente a la posición inicial.

6. Repita este movimiento durante tres series de 10 repeticiones. Descanse de 30 a 60 segundos entre series.

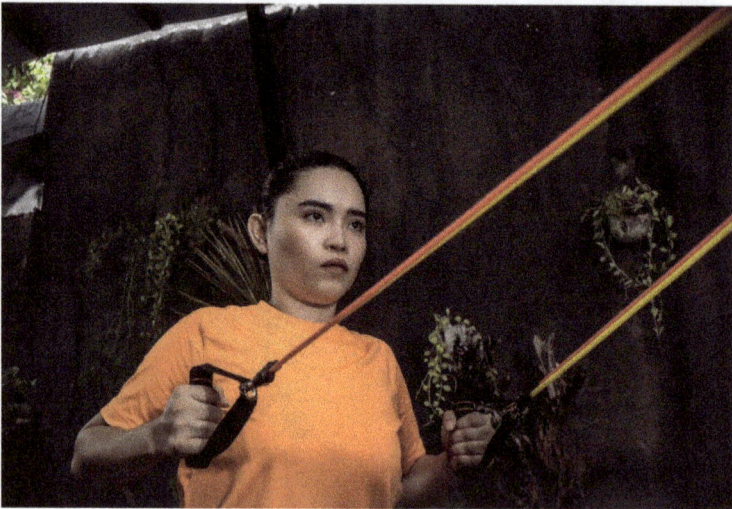

Una mujer realiza un remo con banda de resistencia

Tirón de cuerda

Opción: Este ejercicio también puede realizarse desde una silla robusta. Siéntese erguido e intente mantener la columna recta al tirar desde esta posición.

Ate o sujete una sábana o cuerda a algo pesado como una mancuerna, un cesto de la ropa lleno o una mochila.

1. Póngase de pie con los pies ligeramente separados a la anchura de las caderas, lo más lejos posible del objeto, con la cuerda en las manos. Doble las rodillas y flexione ligeramente las caderas hacia atrás.

2. Tire del objeto hacia su cuerpo utilizando la espalda, pasando la mano por encima de la cuerda y tirando del codo hacia atrás, por detrás del cuerpo. Tirar del codo hacia atrás le ayudará a trabajar los músculos lumbares o medios de la espalda.

3. Vuelva a colocar el peso en la posición inicial y repita el proceso de tracción. Haga esto durante 4 a 6 series con un descanso de 30 a 60 segundos entre series.

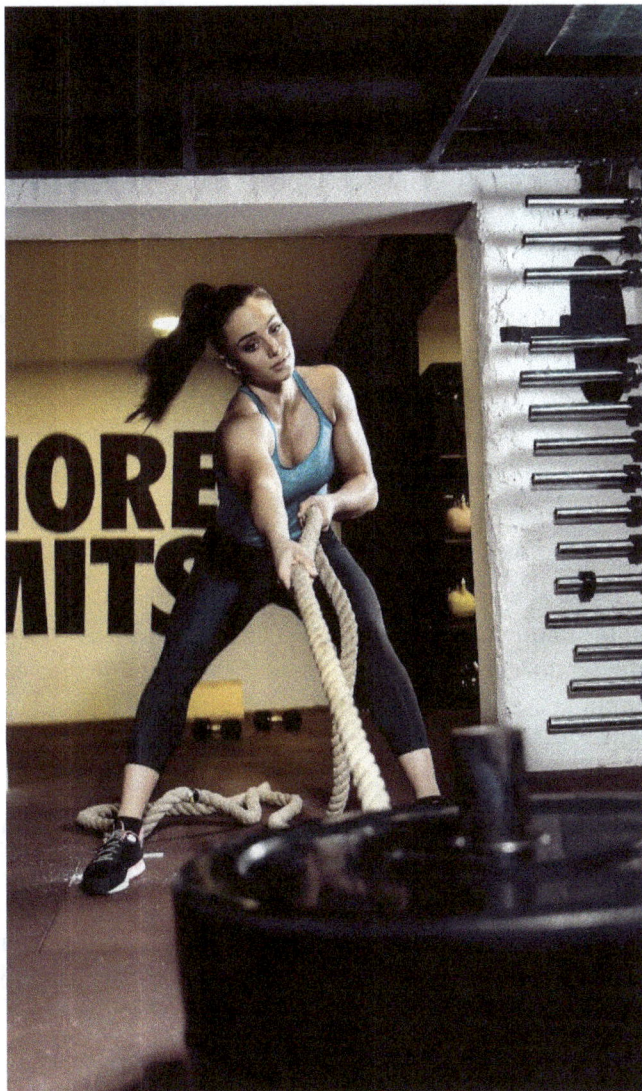

Una mujer realiza un tirón de cuerda con peso

Entrenamiento en el gimnasio para espalda y bíceps

El gimnasio es una forma excelente de empezar y mantener una rutina de ejercicios. El gimnasio ofrece un lugar seguro con equipos fáciles de usar y listos para usar. Para estos ejercicios, me centraré en las máquinas del gimnasio que pueden hacer que el ejercicio sea más fácil y cómodo.

Las máquinas del gimnasio suelen tener instrucciones escritas que explican cómo realizar el ejercicio correctamente. Estas pueden ser muy útiles, pero si no puede entenderlas, busque a un asistente del gimnasio y no tema pedir ayuda.

Jalón lateral en polea

Opción: Existen otras empuñaduras que pueden acoplarse a la máquina de poleas y utilizarse en su lugar para obtener resultados similares. Máquinas similares también permiten el movimiento de jalón (tracción) con una configuración de aspecto diferente, pero se dirigen a los mismos músculos.

1. Ajuste el pasador de las pesas a una cantidad adecuada. Empiece siempre con un peso más bajo para calentar y por seguridad, y auméntelo después si es necesario.

2. Seleccione el accesorio de barra larga para el sistema de poleas y fíjelo con cuidado.

3. Siéntese en el asiento y ajuste el reposapiernas de modo que quede apretado en la parte superior de los muslos. Las espinillas deben estar contra las almohadillas de las piernas situadas debajo, y los pies deben estar plantados en el suelo.

4. Agarre la barra mientras está de pie y tire con cuidado del peso hacia abajo con usted mientras se asegura en el retenedor del asiento.

5. Ajuste el agarre de la barra de modo que las manos queden separadas a una distancia ligeramente superior a la de los hombros. Inclínese muy ligeramente hacia atrás y mire hacia delante o ligeramente hacia arriba, hacia la máquina.

6. Abra el pecho hacia arriba y mantenga la barbilla ligeramente metida por seguridad. Diríjase con los codos

mientras tira de la barra hasta la barbilla o más abajo si es posible. Tire de los codos hacia abajo y hacia atrás por detrás del cuerpo para comprometer los músculos de la espalda. Debe haber una contracción en la parte media de la espalda al final del movimiento de tracción.

7. Haga una breve pausa en la parte inferior del movimiento antes de dejar que la barra vuelva lentamente a la parte superior. Deje que la barra vuelva hacia arriba hasta que sus brazos estén completamente extendidos por encima de usted antes de tirar de la pesa hacia abajo de nuevo.

8. Haga esto durante tres series de 10 repeticiones con un descanso de 30 a 60 segundos entre series.

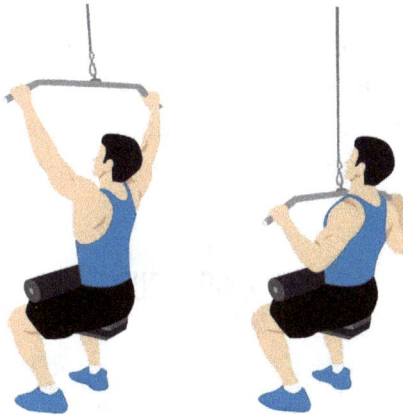

Un hombre realiza jalón lateral en polea sentado

Remo en polea sentado

Opción: Hay múltiples empuñaduras que pueden fijarse al remo con cable que proporcionarán un entrenamiento para la espalda. Las diferentes empuñaduras alterarán ligeramente el enfoque del movimiento.

1. Ajuste el peso utilizando el sistema de pasadores de la máquina situado cerca de su centro. Elija un peso adecuado para usted, ya que siempre puede aumentarlo más adelante. Seleccione la agarradera que desea utilizar.

2. Siéntese en el asiento con los pies apoyados en los soportes de delante y las rodillas flexionadas. Mantenga la columna vertebral en posición erguida y los hombros neutros. Doble las rodillas e inclínese ligeramente hacia delante para agarrar el asa que tiene delante.

3. Extienda los brazos y agarre bien el asa. Extienda las rodillas y utilice las piernas para colocarse de nuevo en el asiento y en posición erguida mientras sujeta el peso con el cable tensado delante de usted.

4. Mantenga el pecho erguido y el cuello neutro mientras mira al frente. Tire del asa del cable hacia atrás, hacia el abdomen, guiándose con los codos. Apriete los omóplatos entre sí para comprometer la espalda. Los codos deben terminar doblados y ligeramente por detrás del cuerpo al final del movimiento.

5. Deje que el cable se retraiga lentamente hasta que sus brazos vuelvan a estar completamente extendidos.

6. Repita este movimiento durante tres series de 10 repeticiones con un descanso de 30 a 60 segundos entre series.

GYM WORKOUT

SEATED CABLE ROW

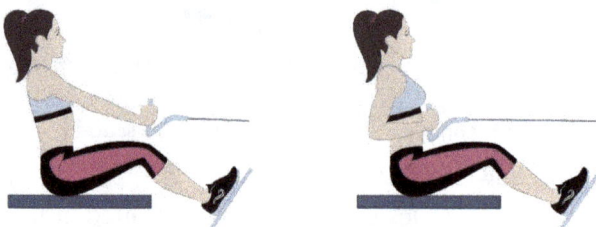

Una mujer demuestra el remo en polea sentado

Tirones con brazos rectos en polea

1. Para este ejercicio, necesitará encontrar la máquina de polea frente a la que se deba estar de pie. Ajuste el peso a uno más ligero para empezar.

2. Fije un accesorio de barra recta a la máquina de polea y ajuste la altura para que el cable esté en la parte superior. La barra quedará colgando delante de usted mientras se coloca de pie frente a la máquina.

3. Colóquese de pie con los pies ligeramente separados y los brazos agarrando la barra aproximadamente a la anchura de los hombros. Los brazos permanecerán completamente extendidos durante todo el movimiento. Tire de la barra hacia abajo de modo que el cable esté tenso y sus brazos estén extendidos ligeramente menos que paralelos al suelo.

4. Empuje las caderas hacia atrás e incline la parte superior del cuerpo ligeramente hacia delante. Mantenga la espalda recta y el cuello neutro. Exhale. Tire de los brazos estirados hacia abajo y tire de la barra hacia abajo y hacia la parte superior de los muslos. Mantenga el movimiento suave y lento.

5. Haga una pausa de un segundo con la barra tocando la parte superior de los muslos. Respire antes de bajar lentamente el peso hasta que los brazos queden casi paralelos al suelo.

Repita el ejercicio durante tres series de 8 a 10 repeticiones. Descanse de 30 a 60 segundos entre series.

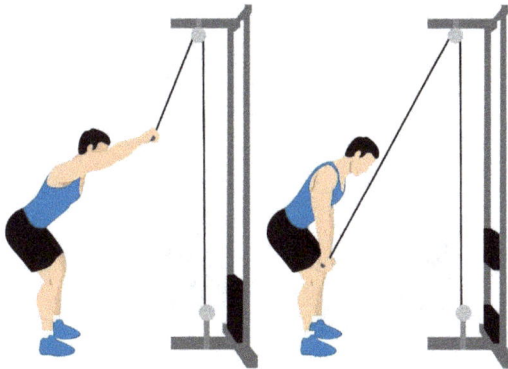

Un hombre realiza tirones con brazos rectos en polea

Curl en polea

Opción: Se pueden utilizar varios aditamentos para el curl con cable. Entre ellos, el accesorio de cuerda, la barra recta o la barra de curl EZ (la barra en forma de garabato o pájaro volador).

1. Encuentre la misma máquina de polea que utiliza para los tirones con brazos rectos cuya altura pueda ajustarse.

2. Conecte el accesorio de curl con barra EZ a la polea del cable. Ajuste la altura para que el cable se conecte a la parte inferior de la máquina.

3. Póngase de pie con los pies plantados separados a la anchura de los hombros. Agarre la empuñadura con las palmas hacia arriba y los pulgares alejados del cuerpo. Tire de la barra hasta que los brazos estén estirados y la barra descanse contra la parte superior de la zona de los muslos.

4. Mantenga la espalda recta y los brazos en línea con el cuerpo. Exhale y flexione solo los codos, apriete el bíceps y tire del cable hacia arriba hasta que el codo forme al menos un ángulo de 90 grados. Mantenga el cable ahí durante un segundo.

5. Inhale mientras baja lentamente el cable hasta los muslos.

6. Repita este movimiento durante tres series de 10 repeticiones. Descanse de 30 a 60 segundos entre series.

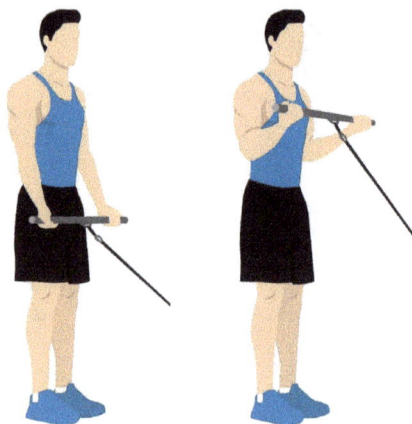

Un hombre demuestra el curl de bíceps en polea

Entrenamiento en pareja para espalda y bíceps

Pose de Superman (Volando juntos)

Nota: Las parejas pueden turnarse para dictar cuándo subir y bajar los brazos, o pueden competir para ver quién puede mantenerlos en alto más tiempo antes de bajarlos.

1. Encuentre una zona del suelo donde dos compañeros puedan tumbarse y estirarse cómodamente.

2. Ambos mayores se tumban boca abajo con los brazos extendidos por encima de la cabeza y las palmas de las manos en el suelo. Las piernas deben estar extendidas y la parte superior de los pies mirando al suelo.

3. Ambos miembros de la pareja deben exhalar mientras contraen o aprietan la espalda, los glúteos y los hombros, levantando simultáneamente los brazos y las piernas del suelo. Ambos deben parecer Superman volando con los brazos y las piernas extendidos.

4. Haga una breve pausa en la cima o hasta que uno de los compañeros diga abajo. Inhale y baje lentamente los brazos y las piernas de nuevo al suelo.

5. Repita durante dos series de 8 a 10 repeticiones variando la duración de la retención en la parte superior del movimiento. Descanse de 30 a 60 segundos entre series.

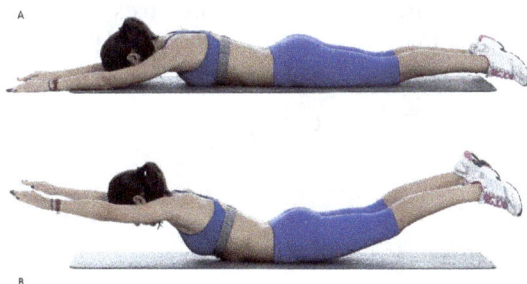

Una mujer realiza la pose de Superman

Remo con banda en pareja

Para este ejercicio, necesitará una banda de resistencia, una banda de resistencia con empuñadura o dos juegos de bandas de resistencia con mango. El objetivo es que una persona mayor sea el ancla mientras la otra tira o que las personas mayores se turnen para tirar mientras se proporcionan resistencia mutuamente.

Este ejercicio puede completarse sentado o de pie por seguridad y en función de la fuerza de las personas mayores.

1. Coja una banda elástica de resistencia de bucle. Si es una de mayor tamaño, será preferible. Los miembros de la pareja deben agarrar cada uno un extremo y colocarse uno frente al otro.

2. Retroceda hasta que la banda quede tensa entre las parejas. Póngase de pie con las piernas separadas a la altura de los hombros y agarre la banda con ambas manos. Asegúrese de que ambos miembros de la pareja están en una posición firme.

3. Mantenga la espalda recta. Exhale y piense en tirar de los codos hacia atrás y juntos hacia el centro de la espalda. Dirigiéndose con los codos, tire del cable hacia su cuerpo. Los codos se doblarán al tirar del cable, y los codos deben terminar en algún punto cerca de la espalda.

4. Inhale y deje que la banda vuelva lentamente a la posición inicial.

5. Repita este movimiento durante tres series de 8 a 10 repeticiones. Descanse de 30 a 60 segundos entre series. Repita este movimiento durante tres series de 8 a 10 repeticiones. Descanse de 30 a 60 segundos entre series.

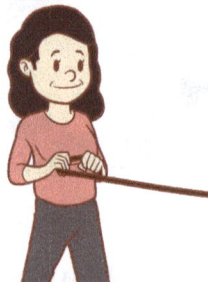

Una mujer demuestra los remos con banda de resistencia

Curl con banda en pareja

Para este ejercicio, necesitará una banda de resistencia, una banda de resistencia con empuñadura o una banda de resistencia de bucle.

1. Un compañero se colocará de pie con la banda de resistencia bajo la mitad de los pies.

2. El otro compañero agarrará el otro extremo de la banda o de las empuñaduras. Apártese del compañero hasta que el cable esté casi tenso.

3. Agarre las empuñaduras o la banda con las palmas hacia arriba y los pulgares alejados del cuerpo, aproximadamente a la altura de la cintura. Espire mientras contrae los bíceps y flexiona solo los codos. Tire de la empuñadura hacia arriba hasta que el codo forme un ángulo de al menos 90 grados.

4. Haga una breve pausa en la parte superior del curl antes de inhalar. Vuelva a bajar lentamente la banda hasta que las manos queden aproximadamente a la altura de la cintura.

5. Repita el ejercicio durante tres series de 10 repeticiones. Descanse de 30 a 60 segundos entre series. Las parejas deben alternar las series o cambiar de posición una vez completadas las tres series.

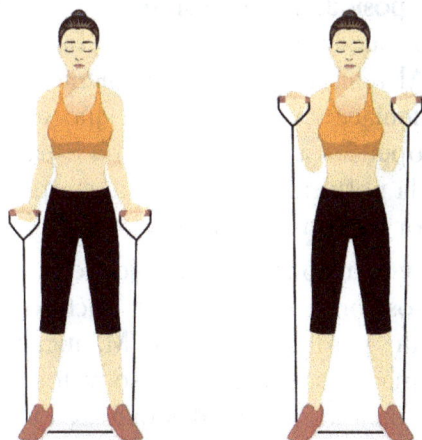

Una mujer demuestra los curl con banda de resistencia

Beneficios

Tanto su espalda como sus bíceps desempeñan un papel fundamental en su vida diaria. Desde tirar hasta empujar y levantar peso, estos dos grupos musculares son necesarios para tener una fuerza práctica y una parte superior del cuerpo destrozada. A medida que envejece, las cosas se vuelven más pesadas debido al declive del cuerpo. A continuación, se enumeran algunos beneficios de ejercitar la espalda y los bíceps.

1. **Mejora de la fuerza:** este beneficio es evidente en la vida de las personas mayores que trabajan activamente estos músculos durante el ejercicio. Fortalece los músculos de los brazos, lo que le permite transportar objetos sin esfuerzo, bajar cosas de estanterías elevadas e incluso levantarse de un sillón con mayor comodidad. Usted se desenvuelve con facilidad en sus actividades cotidianas, abriendo puertas, levantando cestas de la ropa o incluso abriendo un tarro atascado.

2. **Mejor movilidad:** si realiza regularmente ejercicios de espalda y bíceps, sus hombros, codos o muñecas no estarán tensos. Este entrenamiento estirará y fortalecerá sus brazos y le ayudará a aliviar las molestias, evitar la pérdida de masa muscular y a trabajar con la mayor fluidez posible.

3. **Reduce la posibilidad de lesiones:** a medida que envejece, su cuerpo puede volverse más débil y vulnerable a las lesiones. Al realizar este entrenamiento, mejorará la fuerza de sus articulaciones y músculos, que serán más gruesos y menos propensos a lesionarse. Una espalda fuerte ayuda a mantener la postura correcta de su cuerpo y puede prevenir lesiones por movimientos inadecuados.

4. **Tonificar y dar forma:** estos ejercicios pueden ayudar a tonificar los brazos flácidos o incluso ayudar con los objetivos de pérdida de peso. Mantiene en forma a las personas mayores con sobrepeso y tonifica los músculos necesarios para las actividades diarias. Ejercitar la espalda y los bíceps construirá y mantendrá fuertes los músculos de la espalda y los bíceps.

Nunca se insistirá lo suficiente en las ventajas de ejercitar juntos la espalda y el bíceps. Para disfrutar de sus años dorados, integre estos ejercicios en su rutina diaria de ejercicios y vea cómo la fuerza y la flexibilidad vuelven a su cuerpo.

Capítulo 5: Trabaje el pecho y los tríceps

El pecho y los tríceps son otros dos grupos musculares fundamentales que pueden ejercitarse juntos. El pecho es el grupo muscular principal y más grande en este binomio. Al mismo tiempo, los tríceps son la fuente suplementaria de potencia.

El pecho y los tríceps también se conocen como los músculos de "empuje". Se utilizan para mover cosas como una silla lejos del cuerpo o alejar el cuerpo de un objeto como el suelo. El enfoque del entrenamiento debe empezar por el músculo más grande y normalmente el movimiento más desafiante o el ejercicio que requiera más fuerza. Dependiendo de cómo se sienta, este puede ser el mejor curso de acción. Si no se siente con fuerzas para algunos de los movimientos más difíciles, está bien saltárselos y centrarse en conseguir un entrenamiento utilizando ejercicios menos intensos.

Ejercitar estos dos grupos musculares juntos en lugar de dividirlos puede ayudar a maximizar el tiempo y abrir la oportunidad para un día de descanso o algún otro día centrado en el ejercicio. Por ejemplo, supongamos que quiere hacer más días de cardio. En ese caso, podría asegurarse de combinar pecho y tríceps, espalda y bíceps para tener un día extra cuando esté listo para el cardio. También puede ayudar a proporcionar peso extra para que los tríceps más pequeños ayuden a empujar mientras el pecho realiza la mayor parte del trabajo.

Estos ejercicios son una herramienta más en su inventario para mejorar su vida como persona mayor. Céntrese en trabajar el pecho y los tríceps (en la parte posterior del brazo, opuesta a los bíceps) para desarrollar fuerza y estabilidad a la vez que se asegura de que está haciendo lo que puede para mantener su independencia.

Algunos ejemplos de ejercicios de esta categoría son:

Flexiones: este ejercicio tradicional utiliza el pecho y los tríceps para levantar o alejar el cuerpo de una superficie inmóvil como el suelo o la pared.

Press con mancuernas por encima de la cabeza: este ejercicio utiliza la parte superior del cuerpo. Se centra en fortalecer los hombros mientras utiliza el pecho y los tríceps como apoyo.

Press de banca: el press de banca requiere que se tumbe sobre una superficie y empuje mancuernas o una barra lejos del cuerpo utilizando el pecho y los tríceps.

Ejercicios en casa para pecho y tríceps sin equipamiento

Estos ejercicios en casa deberían ser fáciles de completar con poca planificación aparte del calentamiento. Para ellos, solo necesitará algunos artículos básicos que puede encontrar en la mayoría de los lugares en los que se ejercitaría. Estos ejercicios le ayudarán a fortalecer el pecho y los tríceps.

Flexiones en pared

1. Colóquese junto a una pared o superficie plana fija donde pueda colocar los brazos separados a una distancia ligeramente superior a la de los hombros.

2. Aleje los pies de la pared y manténgalos separados aproximadamente a la altura de los hombros. Mantenga los brazos extendidos aproximadamente a la altura de los hombros con las palmas apoyadas en la pared. Mantenga el cuerpo en un ángulo cómodo con los pies apoyados en el suelo.

3. Inhale. Active su núcleo y baje lentamente el cuerpo hacia la pared doblando los codos. Sus pies deben permanecer

plantados, y sus piernas y espalda deben permanecer lo más alineadas posible.

4. Exhale y utilice el pecho y los brazos para presionarse hacia atrás hasta que los brazos vuelvan a estar completamente extendidos. Esta es una repetición.

5. Repita este movimiento durante dos series de 8 a 10 repeticiones. Descanse de 30 a 60 segundos entre series.

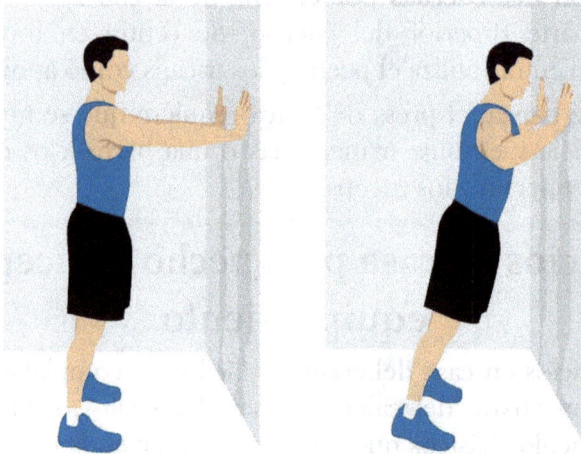

Un hombre demuestra una flexión en la pared

Inmersiones con silla

Nota: Para este ejercicio, necesitará una silla; para los principiantes o aquellos con restricciones de fuerza, requerirá una silla con brazos. Asegúrese de conseguir una silla resistente que no se vaya a mover.

1. Con los pies separados algo menos de la anchura de los hombros, colóquese frente a una silla bien plantada como si fuera a sentarse. Estire las manos hacia atrás y agarre los brazos de la silla con las manos y siéntese en ella.

2. Flexione los codos mientras agarra los brazos de la silla. Sus pies deben estar plantados en el suelo delante de usted, y sus rodillas estarán dobladas. Mantenga el pecho erguido, la espalda recta y el cuello neutro. Exhale. Empuje los brazos de la silla utilizando los tríceps y el pecho. Levántese y salga de la silla. No bloquee los codos.

3. Inhale y baje de nuevo a la silla. Cuando baje a la silla, los codos deben salir y retroceder detrás de usted. Solo levántese tan alto como se sienta cómodo con respecto a sus codos y hombros.

4. Repita este movimiento durante tres series de 10 a 12 repeticiones. Descanse de 30 a 60 segundos entre series.

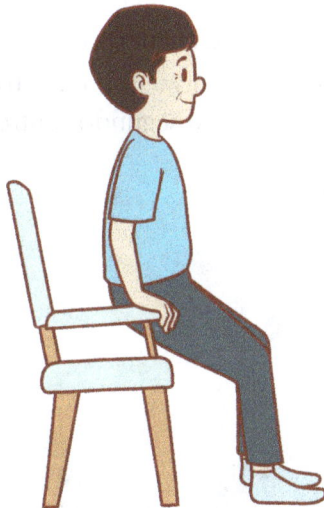

Un hombre realiza inmersiones con silla utilizando los brazos de la silla como apoyo

Flexiones

Este ejercicio puede realizarse en el suelo con las piernas extendidas o en el suelo con las rodillas hacia abajo para que resulte más fácil.

1. Acuéstese boca abajo en el suelo con las piernas extendidas. Coloque las manos a ambos lados del cuerpo con una separación ligeramente superior a la longitud de los hombros. Las palmas deben estar en el suelo justo debajo del nivel de los hombros.

2. Contraiga el tronco para ayudar a mantener la espalda recta. Mantenga el cuello neutro mientras mira al suelo por debajo de usted. Exhale y presione hacia arriba utilizando los tríceps y el pecho hasta que el cuerpo se levante del suelo. Levante el cuerpo hasta que los brazos estén completamente extendidos. Haga una pausa de un segundo en la parte superior del movimiento.

Modificación: Si realiza este ejercicio desde las rodillas, mantenga la espalda recta y extienda los brazos al presionar. Las rodillas permanecerán juntas y plantadas en el suelo durante todo el movimiento. La parte inferior de las piernas puede mantenerse unida y separada del suelo durante todo el movimiento o permanecer unida y apoyada en el suelo.

1. Inhale y baje lentamente el cuerpo de nuevo al suelo.

2. Repita este movimiento durante tres series de 10 repeticiones. Descanse 60 segundos entre series.

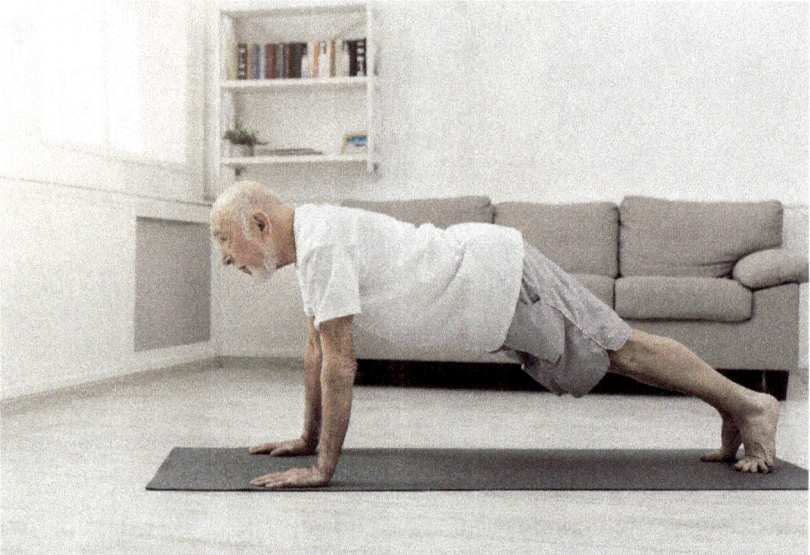

Una persona mayor realiza una flexión

Flexiones inclinadas

1. Encuentre una superficie de la misma altura que la encimera de la cocina. Agárrese a los bordes de la encimera con las manos separadas a una distancia ligeramente superior a la de los hombros.

2. Aleje los pies de la encimera hasta que los brazos estén casi completamente extendidos. Mantenga los pies ligeramente separados para mantener el equilibrio. Mantenga la espalda, el cuello y las piernas rectos durante todo el movimiento.

3. Inhale y baje hasta que los codos formen un ángulo de unos 90 grados, si es posible. Contraiga el tronco.

4. Exhale y utilice el pecho y los tríceps para presionar el cuerpo hacia arriba y hacia atrás hasta que los brazos vuelvan a estar casi completamente extendidos. Sus talones pueden subir ligeramente durante este movimiento, pero intente que no se muevan demasiado.

5. Repita este ejercicio durante dos series de 8 a 10 repeticiones. Descanse 60 segundos entre series.

Entrenamiento en casa para espalda y bíceps con equipamiento

Para estos ejercicios, necesitará algún equipo básico de ejercicios. La mayoría de los artículos pueden comprarse ahora en grandes almacenes locales o en línea. Las tiendas de artículos deportivos también tendrán este equipo, aunque puede que no se encuentren cerca de su zona. Algunos de estos ejercicios también pueden completarse con objetos domésticos como sustituto si no se han comprado artículos como mancuernas o se necesita un peso más ligero.

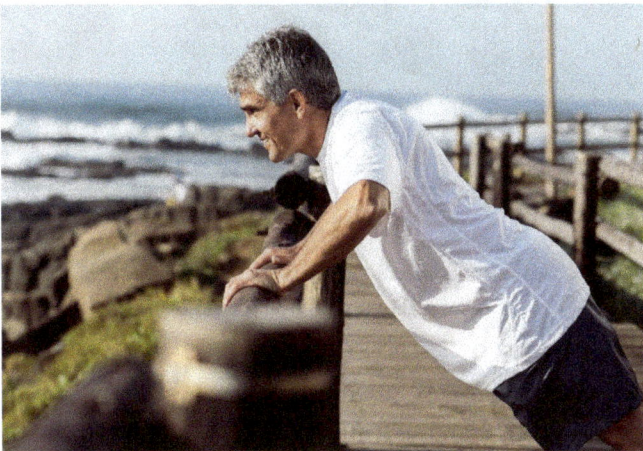

Un hombre realiza una flexión inclinada

Press de banca en el suelo

1. Coja un juego de mancuernas o una barra y busque una zona abierta donde pueda tumbarse boca arriba en el suelo. Mantenga una mancuerna a cada lado del cuerpo o agarre la barra con las manos separadas a una distancia mayor que la de los hombros.

2. Sus codos y tríceps comenzarán el movimiento en el suelo. Flexione las rodillas y mantenga los pies plantados en el suelo. Su espalda debe permanecer plana y el cuello neutro mientras mira al techo por encima de usted. La barra o las mancuernas deben estar en la línea de su pecho.

3. Exhale. Presione las mancuernas o la barra lejos de su cuerpo utilizando el pecho y los tríceps hasta que los brazos queden extendidos frente a usted.

4. Inhale. Baje lentamente la barra hasta la posición inicial con los tríceps en el suelo.

5. Repita este movimiento durante tres series de 10 repeticiones. Descanse de 30 a 60 segundos entre series.

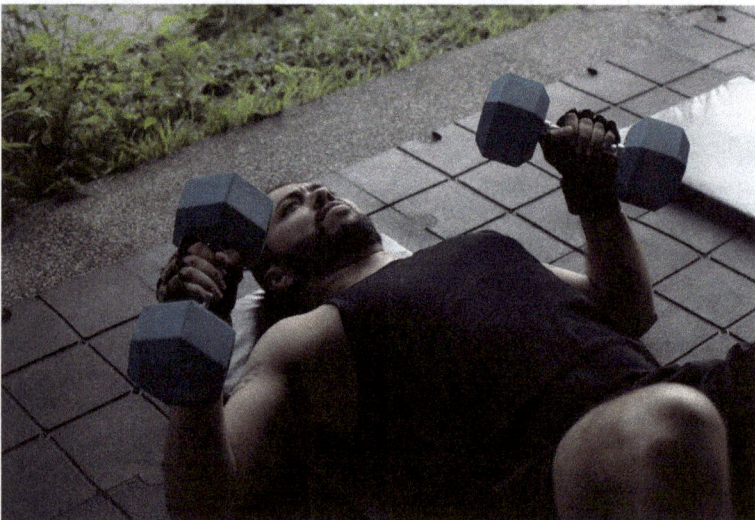

Un hombre realiza un press de banca en el suelo

Press por encima de la cabeza

Opción: Este ejercicio puede realizarse sentado en una silla segura o de pie. Este ejercicio puede completarse con una barra o mancuernas. Si el peso es demasiado elevado, este ejercicio puede completarse con algo más ligero como botellas de agua o manzanas en la mano.

1. Coja un juego de mancuernas o un peso alternativo. Póngase de pie con los pies separados a la altura de los hombros. Contraiga el núcleo.

2. Levante las mancuernas hasta la altura de los hombros doblando los codos. Las manos y las mancuernas deben estar ligeramente por delante de los hombros. Mantenga la espalda recta y el cuello neutro.

3. Exhale y, utilizando los hombros, empuje las mancuernas hacia arriba por encima de la cabeza. Empújelas hasta que los brazos estén extendidos, pero no bloquee los codos.

4. Inhale y baje lentamente las mancuernas de nuevo hasta aproximadamente la altura de los hombros.

5. Repita este ejercicio durante tres series de 8 a 10 repeticiones. Descanse 60 segundos entre series.

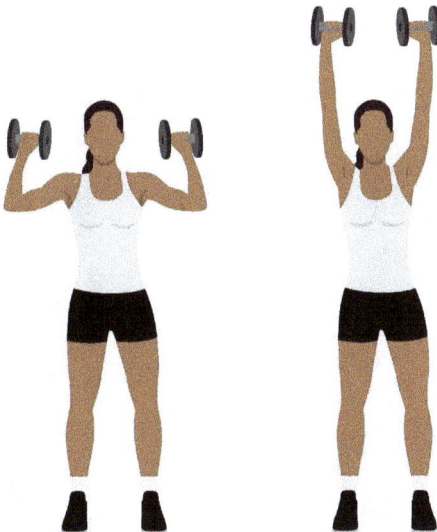

Una mujer demostrando el press por encima de la cabeza

Extensión de tríceps

Nota: Este ejercicio puede completarse de pie o sentado. También puede completarse con un brazo a la vez utilizando pesos más ligeros o ambos brazos juntos con un solo peso ligeramente más pesado.

1. Siéntese en una silla robusta que deje espacio para mover los brazos alrededor de la parte superior del cuerpo y por encima de la cabeza. Mantenga la espalda y el cuello rectos. Active el tronco para mantener el cuerpo erguido. Coja una mancuerna ligera.

2. Sujete la pesa por la nuca. El codo estará doblado y la palma de la mano orientada hacia la cabeza.

3. Exhale y utilice los tríceps para extender el brazo hasta que esté completamente extendido por encima de la cabeza.

4. Inhale y vuelva a bajar lentamente la pesa junto a su cabeza.

5. Repita este ejercicio durante tres series de 10 a 12 repeticiones. Descanse durante de 30 a 60 segundos entre series.

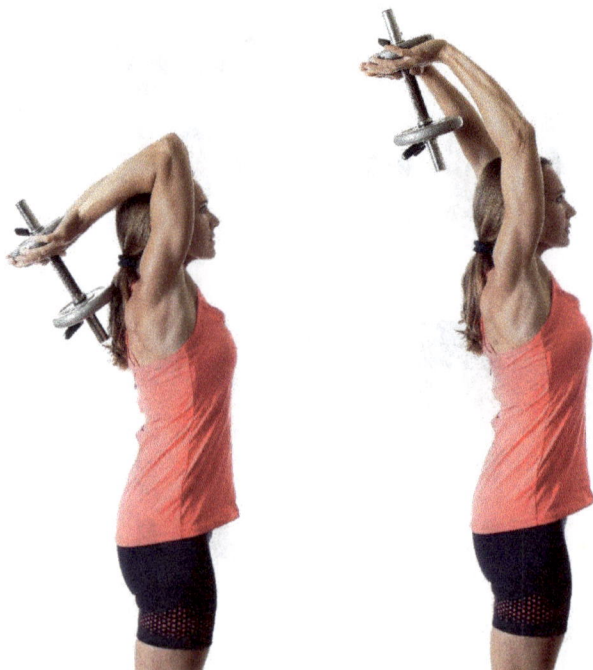

Una mujer demuestra la extensión de tríceps

Aperturas con mancuernas

Nota: Este ejercicio puede completarse en un banco de ejercicios para un mayor estiramiento, pero es más seguro tumbado en el suelo.

1. Coja un par de mancuernas y túmbese boca arriba en el suelo. Doble las rodillas y mantenga los pies apoyados en el suelo.

2. Levante las mancuernas hasta que queden extendidas frente a usted a la altura del pecho. Las palmas de las manos estarán orientadas hacia dentro. Mantenga una ligera flexión en el codo.

3. Inhale y baje lentamente las mancuernas hacia los costados. Este movimiento abrirá el pecho y formará una "T" en el suelo con los brazos y el torso. Deje de bajar una vez que las porciones de tríceps de la parte superior de sus brazos toquen el suelo.

4. Exhale y, utilizando el pecho, tire de los brazos extendidos hacia arriba y hacia fuera delante de usted hasta la posición inicial.

5. Repita este movimiento durante dos series de 10 a 12 repeticiones.

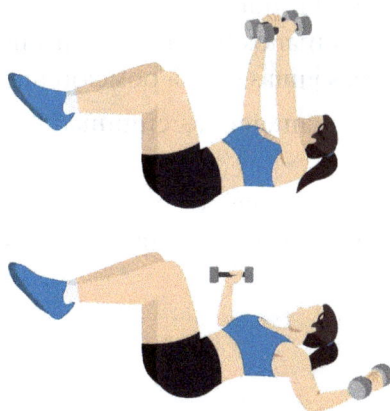

Una mujer demuestra un ejercicio de aperturas con mancuernas en el suelo

Ejercicios de gimnasio para pecho y tríceps

Estos ejercicios pueden realizarse en la mayoría de los gimnasios. Utilizan máquinas básicas de gimnasio, que a menudo son la forma más segura para que los adultos mayores realicen algunos ejercicios. A menudo hay más de una máquina que puede utilizarse para realizar el mismo movimiento. Asegúrese de leer las instrucciones de la máquina de ejercicios para saber qué músculo va a trabajar y el uso adecuado de la máquina.

Máquina de press pectoral sentado

Nota: Busque la máquina con la silla alta y estrecha para sentarse erguido con los brazos y las empuñaduras hacia fuera delante de la máquina.

1. Ajuste el pasador de peso de la máquina a un peso adecuado para usted. Siempre es mejor empezar con un peso bajo e ir subiendo por seguridad.

2. Siéntese en la silla con la espalda bien apoyada en ella. Asegúrese de que las empuñaduras de la máquina le quedan a la altura del pecho mientras está sentado. Apoye los pies firmemente en el suelo delante de usted.

3. Agarre las empuñaduras de modo que los codos queden doblados a su lado o ligeramente detrás de usted. Exhale y, utilizando el pecho y los tríceps, presione las empuñaduras hacia fuera hasta que los brazos estén completamente extendidos. Las manos terminarán en una posición elevada ligeramente más juntas que la posición inicial.

4. Inhale y baje lentamente las empuñaduras hasta la posición inicial.

5. Realice este movimiento durante tres series de 10 repeticiones. Descanse de 3 a 60 segundos entre series.

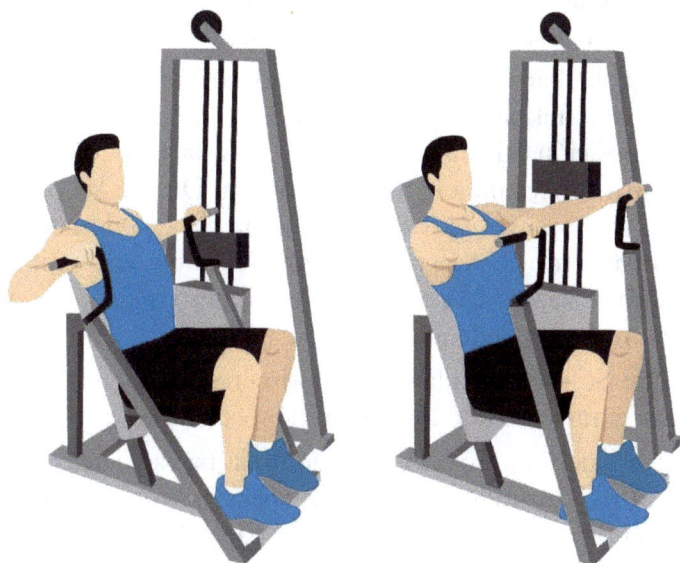

Press con banca en máquina Smith

Nota: La máquina Smith es una versión de un banco estándar que proporciona una línea de barra guiada para que se desplace el peso. También proporciona protecciones de seguridad móviles en la máquina para que, si se cae el peso, el ejercitador esté protegido. Asegúrese de comprobar las características de seguridad y de que están en su sitio antes de intentar este ejercicio.

1. Coloque un banco de pesas perpendicularmente bajo la barra de la máquina Smith. Asegúrese de que está en el centro de la máquina. Pruebe la colocación de la barra tumbándose en el banco bajo la barra segura y sin peso para asegurarse de que la barra aterriza a la altura del pecho al bajarla.

2. Asegúrese de que las almohadillas de tope situadas debajo de donde se coloca el peso en la barra están a una altura adecuada. Por seguridad, póngalos más altos que el banco y a una altura en la que la barra quede detenida por él antes de acercarse a su pecho en su punto más bajo.

3. Baje la barra hasta que esté lo suficientemente alta por encima del banco para que pueda tumbarse y deslizarse en la posición adecuada. Añada peso a la parte exterior de la barra conectada a la máquina Smith. Deslice las pesas fuera de los soportes fijos de la máquina y luego deslícelas sobre la barra móvil. Asegúrese de mantener un peso uniforme en ambos lados. Comience con un peso más bajo, ya que siempre se puede aumentar la cantidad.

Nota: Se recomienda probar primero este ejercicio sin peso para asegurarse de que los ángulos son correctos.

4. Colóquese en posición debajo de la barra y agárrela con los brazos separados a una distancia mayor que la de los hombros. La cabeza, la espalda y los glúteos estarán planos sobre el banco, mientras que las piernas estarán a ambos lados. Plante los pies en el suelo.

5. Agarre la barra y gírela para que los ganchos se suelten de la máquina liberando la barra. Exhale, y usando su pecho y tríceps, presione la barra hacia arriba y lejos de su pecho. Levántela hasta que sus brazos estén casi completamente extendidos.

6. Inhale y vuelva a bajar la barra lentamente. Para subir la barra, simplemente gire las muñecas y vuelva a enganchar la barra a la máquina.

7. Realice este ejercicio durante tres series de 10 repeticiones. Descanse 60 segundos después de cada serie.

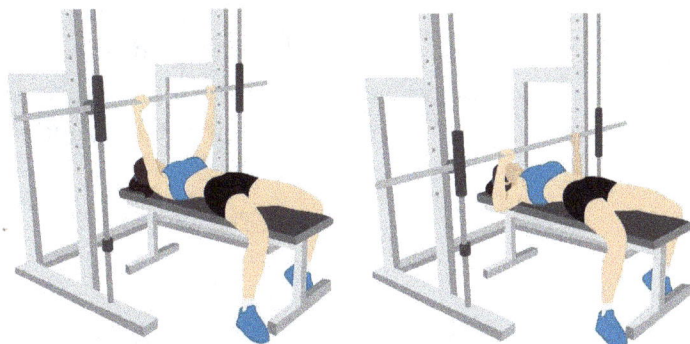

Una mujer haciendo una demostración del press con banca en la máquina Smith

Flexiones de tríceps en polea

Opción: Para este ejercicio pueden fijarse y utilizarse varias empuñaduras. Las dos más comunes serían la barra recta o la cuerda corta con las bolas en los extremos.

1. Encuentre la máquina de extensión por cable frente a la que pueda colocarse con la polea ajustable. Ajuste la altura del cable en la máquina de modo que quede en la parte superior de la máquina. Fije la cuerda para tríceps con las bolas en los extremos de cada lado de la cuerda.

2. Ajuste el peso de forma que sea adecuado para usted. Aléjese ligeramente de la máquina para que haya espacio delante de usted. Alcance y agarre las empuñaduras de la cuerda. Mantenga los pies juntos y apoyados en el suelo. Mantenga la espalda recta y el cuello neutro.

3. Tire del cable hacia abajo y hacia su cuerpo hasta que sus codos formen un ángulo de 90 grados. Exhale. Usando los

tríceps empuje la empuñadura del cable hacia abajo mientras separa las manos. La parte superior de sus brazos debe permanecer junto a sus costados mientras dobla solo el codo. Las bolas del cuerda terminarán a ambos lados de su muslo mientras sus manos estarán junto a sus bolsillos

4. Inspire y deje que el cable vuelva a subir lentamente hasta que sus brazos formen un ángulo de 90 grados.

5. Realice este movimiento durante tres series de 10 repeticiones con un descanso de 30 a 60 segundos entre series.

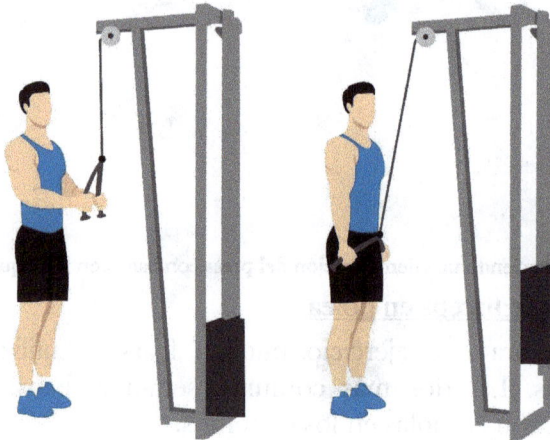

Un hombre demuestra la flexión de tríceps en polea

Máquina de press de hombros

Nota: Esta máquina realiza el mismo movimiento que el press de hombros por encima de la cabeza. Puede utilizarse como sustituto o para ayudar a los principiantes a construir una base para el movimiento. También hay dos variaciones de agarre en las empuñaduras: una con las palmas hacia dentro y otra con las palmas hacia delante. Se puede utilizar cualquiera de los dos agarres y seguirá ejercitando los hombros.

1. Encuentre la máquina de press de hombros. Tendrá una silla larga y delgada para sentarse erguido, y los brazos y las empuñaduras estarán en el aire a ambos lados de la cabeza. Ajuste el peso con el pasador de modo que sea lo suficientemente ligero para que pueda presionar cómodamente por encima de la cabeza.

2. Ajuste la parte inferior del asiento para que esté lo suficientemente baja y pueda agarrar las empuñaduras con los codos en un ángulo de 90 grados. Esta debe ser la posición inferior e inicial del movimiento.

3. Mantenga la espalda recta contra el asiento. Mantenga el cuello neutro y la cabeza hacia atrás contra el respaldo del asiento. Sus pies estarán separados y plantados en el suelo delante de usted a ambos lados del asiento.

4. Agarre la barra de forma que las palmas de las manos miren hacia delante. Mantenga las muñecas rectas. Sus codos deben estar ligeramente por delante de su cuerpo. Empiece desde un ángulo de 90 grados y mantenga una ligera flexión en el codo durante todo el recorrido. Sus codos deben permanecer en línea con sus caderas. Active su núcleo.

5. Exhale. Presione las barras rectas por encima de su cabeza hasta que sus brazos estén casi completamente extendidos.

6. Inhale y baje las barras hasta que su codo alcance los 90 grados.

7. Realice este movimiento durante tres series de 8 a 10 repeticiones.

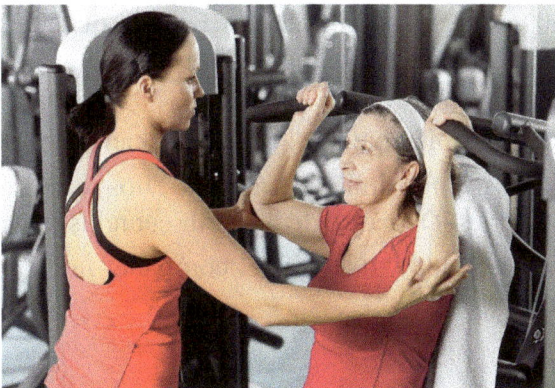

Una mujer utiliza la máquina de press de hombros

Entrenamiento en pareja para pecho y tríceps

Estos entrenamientos están hechos para ser completados con un compañero. El compañero servirá de apoyo, y los ejercitantes se turnan, o bien los movimientos pueden realizarse juntos. Anímense mutuamente a seguir adelante y manténganse dedicados al entrenamiento. Vigile y/o escuche (si realiza los ejercicios al lado) a su compañero para asegurarse de que está seguro durante los ejercicios. Los entrenamientos en pareja deben ser una actividad social. Los demás ejercicios enumerados pueden realizarse con un compañero como apoyo o realizando el ejercicio por turnos. Estos ejercicios requerirán al menos una banda de resistencia.

Patada de tríceps

1. El primer compañero será el ancla y deberá agarrar una banda de resistencia y sostenerla firmemente aproximadamente a la altura del pecho frente a él. El otro compañero debe situarse frente a él y agarrar el otro extremo de la banda de resistencia con una mano. Retroceda hasta que la banda esté casi tensa.

2. El segundo compañero debe mantener los pies separados a una distancia ligeramente inferior a la anchura de los hombros. Flexione la cintura hasta que la parte superior del cuerpo cree un ángulo de 45 grados. Mantenga la parte superior del brazo en línea con la parte superior del cuerpo.

3. Mantenga la espalda recta. El codo debe formar un ángulo de 90 grados con la banda por delante del cuerpo. Exhale. Usando los tríceps extienda el brazo hacia atrás hasta que el codo esté recto.

4. Inhale y permita que el codo vuelva al ángulo de 90 grados.

5. Repita este movimiento durante dos series de 8 a10 repeticiones. Descanse de 30 a 60 segundos entre series.

6. Cambie de lado y deje que el compañero de anclaje realice el ejercicio.

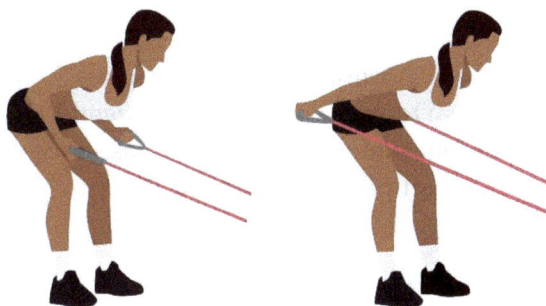

Una mujer demuestra la patada de tríceps con banda de resistencia

Prensa con bandas

Nota: Para este ejercicio, elija una banda lo suficientemente grande y flexible para que ambos miembros de la pareja puedan cumplir con su parte. Un miembro de la pareja actuará como ancla mientras el otro presiona la banda de resistencia.

1. El compañero uno se pondrá detrás del compañero dos y hará de ancla sujetando la banda de resistencia. El compañero dos agarrará los extremos de la banda de resistencia y dará un pequeño paso alejándose de su compañero.

2. Los pies deben estar plantados con una postura amplia para el ancla, y la banda se sujetará con ambas manos justo por debajo de la altura del pecho. El compañero dos pondrá un pie delante del otro para lograr una postura más firme.

3. El compañero dos colocará los brazos a la altura del pecho a ambos lados del cuerpo mientras agarra las empuñaduras. Las palmas estarán hacia abajo. Active el núcleo. El compañero dos exhalará y utilizará el pecho y los tríceps para presionar la banda delante de su cuerpo. El

compañero uno se sujetará con fuerza e involucrará el núcleo para evitar que se mueva. Las manos terminarán más juntas y los brazos estarán estirados al final del movimiento.

4. El compañero dos respirará y permitirá que los brazos vuelvan a la posición inicial con los codos en ángulos de 90 grados.

5. Repita este movimiento durante tres series de 10 repeticiones. Descanse de 30 a 60 segundos entre series. Cambie después de completar todas las series o entre series para que los compañeros puedan turnarse.

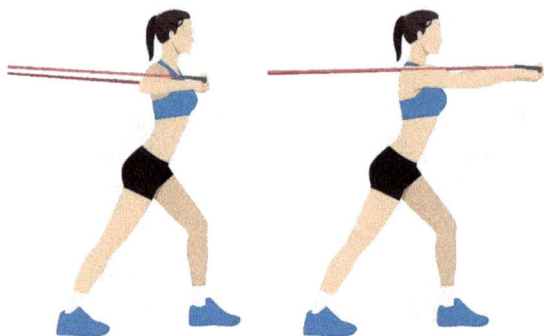

Una mujer realiza un press con banda de resistencia

Flexiones en pareja

Este ejercicio es una flexión básica que puede realizarse contra la pared, en el suelo o inclinada sobre la encimera de la cocina. Los compañeros pueden intentar realizar su serie completa primero o ver quién puede alcanzar la serie completa y las sugerencias de repeticiones.

Modificación: Este ejercicio puede realizarse sobre las rodillas o con las piernas totalmente extendidas, dependiendo de su nivel de forma física.

1. Los compañeros deben encontrar un espacio abierto donde ambos puedan realizar las flexiones uno al lado del otro o uno frente al otro.

2. Los compañeros deben tumbarse boca abajo en el suelo con las palmas de las manos a la altura del pecho. Las manos deben colocarse separadas en el suelo a una distancia superior a la de los hombros. Los codos estarán doblados al comienzo de este ejercicio. La espalda debe mantenerse recta y el cuello permanecerá neutro mientras miran al suelo debajo de ustedes.

3. Ambos deberán contar en voz alta mientras realizan las repeticiones. Exhale y presione hacia arriba utilizando el pecho y los tríceps para levantar el cuerpo del suelo. Si utiliza las rodillas, todo lo que rodea las rodillas debe levantarse del suelo. Presione hacia arriba hasta que los brazos estén casi completamente extendidos.

4. Inhale y baje lentamente hasta la posición inicial.

5. Repita este movimiento durante tres series de 10 repeticiones. Descanse 60 segundos entre series. Los compañeros deben esforzarse por completar el movimiento con la forma adecuada.

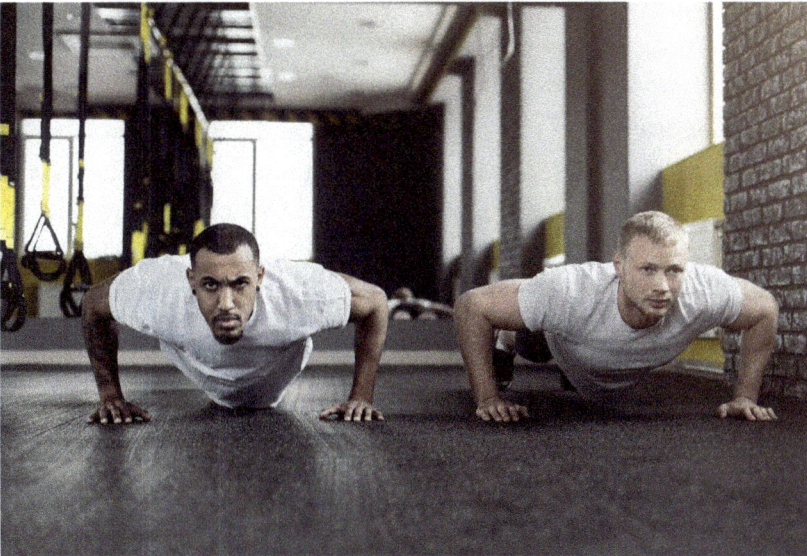

Los compañeros realizan flexiones juntos

Beneficios del entrenamiento de pecho y tríceps

Como personas mayores, ejercitar el pecho y los tríceps es crucial. Mantener el pecho fuerte ayudará a equilibrar el cuerpo y a igualar la fuerza. Los tríceps realizan tareas como abrir la puerta de un lavavajillas o levantarse de una silla. Ejercitar el pecho y los tríceps proporcionará fuerza de empuje.

Beneficios:

1. Fuerza

Mantener el pecho y los tríceps fuertes permite a los adultos mayores ayudar a mantener su independencia. Un pecho fuerte puede ayudarle a levantarse del suelo, y los tríceps pueden ayudarle a levantarse de un asiento o a sentarse en la cama. Tener un pecho fuerte será importante a la hora de realizar muchas tareas cotidianas. La fuerza de empuje forma parte de la vida cotidiana.

2. Reducir las lesiones

Manteniendo la fuerza de empuje, puede asegurarse de estar en mejor posición para afrontar los encuentros de la vida diaria. No querrá verse en la situación de intentar mover una silla o levantarse de un asiento y caerse. Mantener un pecho y unos tríceps fuertes le ayudará a proteger sus articulaciones para que no se lleven la peor parte de un movimiento y puedan lesionarse.

3. Estética

Ejercitar el pecho puede ayudar a aumentar el tamaño y el aspecto de la parte superior del cuerpo. Los hombres que desean una parte superior del cuerpo de aspecto más grande se beneficiarán del fortalecimiento del pecho. Las mujeres que desean una figura de reloj de arena con una parte superior del cuerpo fuerte se beneficiarán de los ejercicios de pecho.

Ejercitar los tríceps ayudará a mantener los brazos con un aspecto fuerte y tonificado. En una camiseta de manga corta o sin mangas, un músculo tríceps bien definido siempre queda excepcionalmente bien a hombres y mujeres.

Ejercitar los tríceps y el pecho le ayudará a alcanzar sus objetivos para los brazos y podrá sustituir la flacidez por músculo.

4. Estabilidad de los hombros

Los hombros son una parte esencial de la fuerza de empuje del cuerpo y por ello se agrupan con el pecho y los tríceps. Mantener unos hombros fuertes le ayudará a prevenir lesiones. Usted utiliza los hombros más de lo que cree y es importante mantenerlos fuertes para proteger la articulación que allí se encuentra.

La fuerza de los hombros puede ayudar a alcanzar por encima de la cabeza para coger algo de un armario o quitarse una camisa por encima de la cabeza.

Descargo de responsabilidad:

Si ha tenido algún problema o dolor previo en el pecho, busque consejo médico antes de realizar ejercicios de pecho. Una vez comprobado que está en forma, evite levantar objetos demasiado pesados o los. Sea consciente del peligro de empujar pesos sobre el cuerpo, incluidos el pecho y la cabeza.

Capítulo 6: Trabaje las piernas

Las piernas son una parte crucial del cuerpo para que una persona mayor mantenga su independencia. Las piernas ofrecen muchos retos y problemas a los adultos mayores. Por ello, deben recibir una atención especial al hacer ejercicio.

Las piernas ayudan a mantener la movilidad. Si están lesionadas o demasiado débiles para sostenerle con seguridad, de repente no podrá participar en muchas actividades. Las piernas necesitan mantenerse fuertes para preservar su capacidad de moverse por la casa. Las piernas nos ayudan a agacharnos para recoger cosas, movernos por una habitación y levantarnos de una silla.

Mantener las piernas fuertes puede ayudarle a prevenir caídas y a sentirse más estable al caminar o al agacharse. Estos ejercicios suelen ser sencillos y muy funcionales; el objetivo es desarrollar la fuerza en las piernas. Muchos ejercicios de piernas también incorporan otras partes del cuerpo, lo que puede resultar agotador.

Asegúrese de calentar bien antes de los entrenamientos de piernas para reducir el riesgo de caerse o lesionarse una articulación. Los ejercicios de piernas están pensados para mantenerle en marcha, no para dejarle al margen. Sea consciente de sus limitaciones al realizar estos valiosos ejercicios.

Algunos ejemplos de ejercicios para las piernas son:

Sentadilla: El cuerpo baja hacia abajo, doblando la cintura y las rodillas. Este movimiento simula ponerse en cuclillas sin agacharse para recoger algo del suelo.

Step-Ups: Este ejercicio ayuda a mantener fuertes los músculos de las piernas al levantar el cuerpo hasta el siguiente escalón utilizando los músculos de las piernas.

Bicicleta estática: La bicicleta puede ser un excelente ejercicio para las piernas. Requiere un amplio rango de movimiento y puede exigir fuerza para empujar a través de la resistencia.

Entrenamiento en casa para las piernas sin equipamiento

Estos entrenamientos solo requieren una silla estándar para realizarlos, y en su mayoría pueden hacerse en cualquier lugar y requieren poco más aparte de un calentamiento.

Sentadilla en silla

Modificación: La sentadilla es una parte integral de cualquier rutina de ejercicios. Para este ejercicio, utilizará una silla con o sin brazos (los brazos pueden ayudar a la progresión). Sin embargo, puede hacerse de pie detrás de una silla y sujetando el respaldo para apoyarse o sin silla.

1. Encuentre una silla que no sea demasiado profunda. Querrá poder levantarse utilizando solo las piernas y las nalgas. Siéntese en la silla, de modo que sus pies queden firmemente plantados en el suelo frente a usted, ligeramente separados a la anchura de las caderas. Desplácese hacia delante si es necesario para lograr esta posición. Sus rodillas deben formar un ángulo de unos 90 grados.

2. Mantenga la espalda recta y el cuello neutro. Inclínese un poco hacia delante desde las caderas. Puede cruzar los brazos sobre el pecho, extender los brazos rectos hacia delante o utilizar los brazos de la silla para ayudarse hasta que consiga más fuerza. Exhale y enderece las rodillas y las caderas para levantarse de la silla. Presione hacia delante a través de las caderas y hacia arriba a través de los pies. Debe terminar recto justo delante de la silla.

3. Inhale y baje lentamente y vuelva a la silla hasta que las rodillas y los pies estén de nuevo en la posición inicial.

4. Repita este movimiento durante tres series de 12 repeticiones. Descanse 60 segundos entre series.

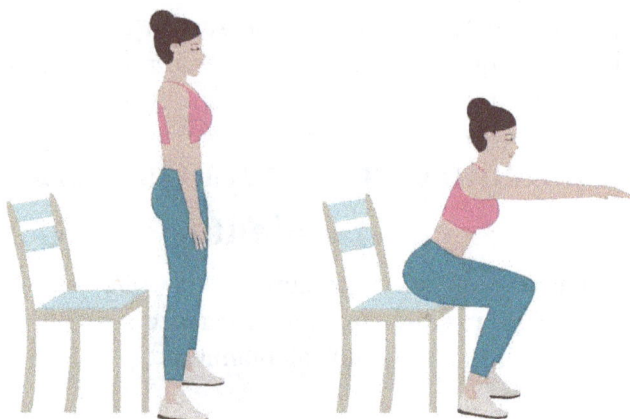

Una mujer realiza una sentadilla en silla

Elevaciones de piernas de pie

1. Póngase de pie junto a una pared, una silla o la encimera de la cocina para apoyarse y mantener el equilibrio. Coloque un brazo en el respaldo de la silla si es necesario para mantener el equilibrio.

2. Active su núcleo para ayudar a mantener el equilibrio. Exhale. Levante la pierna derecha del suelo hasta crear un ángulo de 90 grados con la rodilla. El muslo debe terminar paralelo al suelo. Mantenga el otro pie plantado en el suelo con la pierna estirada. Haga una pausa de un segundo en la parte superior.

3. Inhale. Baje lentamente el pie hasta el suelo.

4. Repita este movimiento con cada pierna durante tres series de 8-10 repeticiones. Descanse de 30 a 60 segundos entre series.

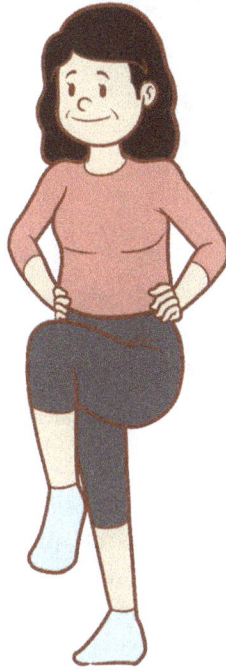

Mujer realiza elevaciones de piernas de pie sin sujetarse

Puente en el suelo

1. Acuéstese en el suelo boca arriba. Doble las rodillas de modo que los pies queden apoyados en el suelo separados a la anchura de las caderas. Extienda los brazos y coloque las palmas de las manos hacia abajo en el suelo junto al cuerpo.

2. Mantenga el cuello neutro. Contraiga el tronco y exhale. Empuje a través de los pies y apriete los glúteos (también conocidos como nalgas) para levantar los glúteos y la parte inferior de la espalda del suelo. Presione hacia arriba a través de las caderas. Sus muslos y su cuerpo formarán una línea recta y sus rodillas estarán en un ángulo de 90 grados en la parte superior de este movimiento. La parte superior de su espalda, hombros, pies y cabeza permanecerán en el suelo.

3. Inhale mientras vuelve a bajar a la posición inicial. La espalda y los glúteos deben estar en el suelo y las rodillas hacia atrás en un ángulo menor.

4. Repita este movimiento durante tres series de 10 a 12 repeticiones. Descanse de 30 a 60 segundos entre series.

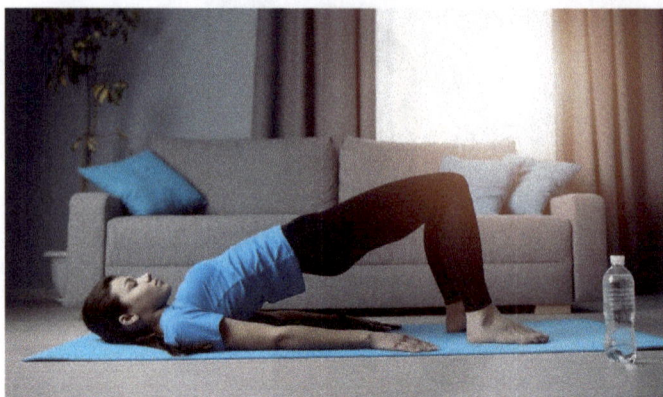
Una joven realizando un puente de suelo

Extensiones de rodilla

1. Siéntese en una silla o sofá lo suficientemente alto como para que las rodillas puedan formar un ángulo de 90 grados con los pies apoyados en el suelo justo debajo de las rodillas. Muévase en la silla si es necesario para lograr una posición en la que la silla apoye los muslos.

2. Siéntese recto en la silla con el pecho erguido y los hombros hacia atrás. Mantenga un cuello neutro. Coloque las manos sobre los muslos para apoyarse. Exhale. Extienda la pierna izquierda por la rodilla. Levante la parte inferior de la pierna hasta que forme una línea recta con el resto de la pierna paralela al suelo.

3. Inhale y baje lentamente la pierna hasta la posición inicial de ángulo de 90 grados.

4. Repita este movimiento durante tres series de 10 repeticiones para cada pierna. Descanse de 30 a 60 segundos entre series.

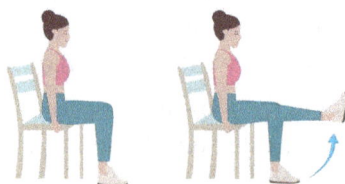
Una mujer demuestra una extensión de rodilla sentada

Ejercicios en casa para las piernas con equipamiento

Estos ejercicios requerirán algunos equipos de ejercicio básicos que pueden utilizarse en casa o en la mayoría de los lugares en los que se ejercitaría. Estos artículos pueden comprarse en tiendas de deportes, en muchas grandes superficies y en Internet. Si no ha comprado el equipo específico, pueden utilizarse otras pesas sustitutivas u objetos de alrededor de la casa. Para estos ejercicios, probablemente necesitará un par de mancuernas y una plataforma de step.

Step-ups

Para este ejercicio, necesitará una plataforma de step u otra superficie plana y segura sobre la que subirse. Podría utilizar un escalón de porche si está en un lugar seguro y no es demasiado alto.

Nota: Este ejercicio puede hacerse desde múltiples ángulos para ayudar a mejorar el equilibrio en la fuerza al moverse o pisar en varias direcciones. Puede pisar y retroceder, pisar y retroceder, pisar y retroceder lateralmente (paso lateral) o pisar y retroceder lateralmente. También puede empezar en el escalón y bajar y volver a subir. Utilice estos ángulos diferentes para hacer que el entrenamiento sea más desafiante o para mantener el entrenamiento emocionante.

1. Póngase de pie delante del escalón. Los pies solo deben estar ligeramente separados. Preste atención a dónde está el escalón frente a usted.

2. Exhale y diríjase con el pie derecho; suba al escalón.

3. A continuación, suba el pie izquierdo al escalón. El paso debe ser un movimiento fluido de 1-2.

4. Inhale y baje del escalón, liderando con el pie derecho. Siga con el izquierdo.

5. Repita este movimiento durante tres series de 10 a 12 repeticiones. Cambie de pierna y diríjase primero con el pie izquierdo para otras tres series. Descanse 60 segundos entre series.

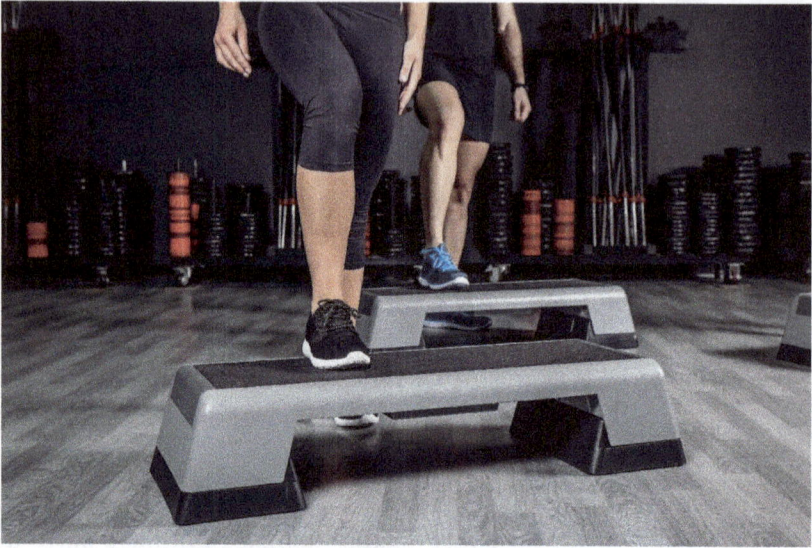

Un hombre y una mujer utilizando una plataforma de step-up

Elevaciones de pantorrilla

Dependiendo de su nivel de forma física, para este ejercicio necesitará una silla como apoyo, sin equipamiento, o un juego de mancuernas ligeras. Puede empezar utilizando la silla y progresar hasta las mancuernas.

1. Póngase de pie con las mancuernas ligeras en las manos a los lados. Mantenga los pies juntos.

2. Exhale y empuje hacia arriba a través de las bolas de sus pies. Utilice las pantorrillas para levantar los medios pies y los talones del suelo. Muévase lentamente y no rebote.

3. Espire y baje lentamente. Una vez que sus pies estén apoyados en el suelo, inclínese ligeramente hacia atrás sobre los talones para levantar los dedos y las puntas de los pies del suelo.

4. Vuelva a poner los pies planos brevemente antes de repetir el movimiento desde el principio.

5. Repita el movimiento durante dos series de 10 repeticiones. Descanse de 30 a 60 segundos entre series.

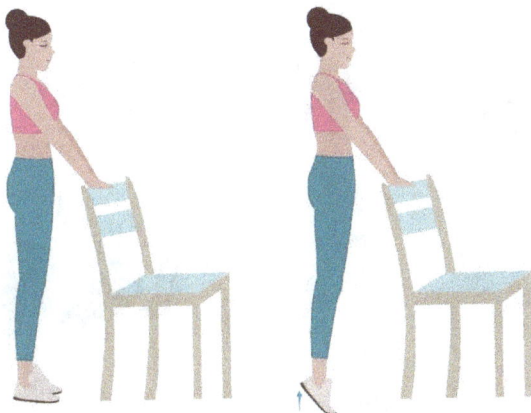

Una mujer hace una demostración de elevación de pantorrillas

Marcha de caderas (Marcha en silla)

Para este ejercicio, necesitará una silla y pesas para los tobillos.

1. Siéntese en una silla robusta con los pies en el suelo. Mantenga la espalda recta y el cuello neutro.

2. Mantenga las manos en los muslos para apoyarse. Contraiga el tronco para conseguir estabilidad. Exhale mientras levanta la pierna derecha lo más alto posible manteniendo una flexión de 90 grados en la rodilla. Haga una pausa de un segundo en la parte superior.

3. Inhale y vuelva a bajar la pierna hasta el suelo.

4. Cambie de pierna y repita el movimiento.

5. Haga dos series de 10 repeticiones para cada pierna. Descanse de 30 a 60 segundos entre series.

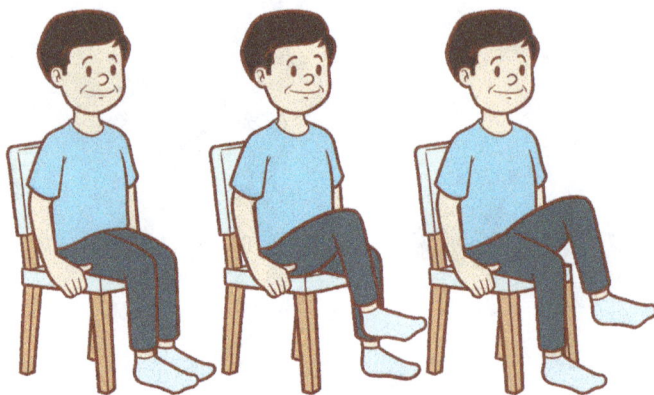

Un hombre mayor realizando marcha de cadera en una silla

Peso muerto

El peso muerto es un gran ejercicio que utiliza muchos músculos del cuerpo al mismo tiempo. Es especialmente útil para fortalecer la espalda y las piernas. Utilice el peso muerto como un potente ejercicio para las piernas, pero tenga cuidado al realizarlo el mismo día que las sentadillas, ya que ambos son muy agotadores.

Opción: Este ejercicio puede realizarse con un juego de mancuernas, una barra o algo con algo de peso que pueda agarrarse por la casa, como una mochila cargada o un cesto de la ropa sucia.

1. Póngase de pie con el pecho erguido y los pies separados a la anchura de los hombros. Los hombros deben estar echados hacia atrás; debe haber un ligero arco en la espalda.

2. Las mancuernas deben comenzar en sus manos delante de sus muslos con las palmas mirando hacia el cuerpo.

3. Agáchese articulando la cadera y doblando las rodillas. La espalda debe mantenerse recta (no deje que se encorve) y el cuello debe estar en posición neutra con los ojos mirando al frente.

4. Manteniendo los brazos rectos, baje las mancuernas justo delante de las piernas mientras articula las caderas y flexiona las rodillas. Si puede poner la parte superior del cuerpo en paralelo, estupendo, pero si no, baje simplemente hasta que sienta el estiramiento en la parte baja de la espalda y los isquiotibiales.

5. Suba las pesas empujando las caderas hacia delante hasta su posición natural y empujando hacia arriba a través de los pies. Debería terminar en una posición erguida de pie con las pesas delante de los muslos.

6. Repita durante tres series de 8 repeticiones con 60 segundos de descanso entre series.

NOTA: Comience con un peso más ligero y progrese a más pesado una vez que se haya construido una base de fuerza y equilibrio para este movimiento.

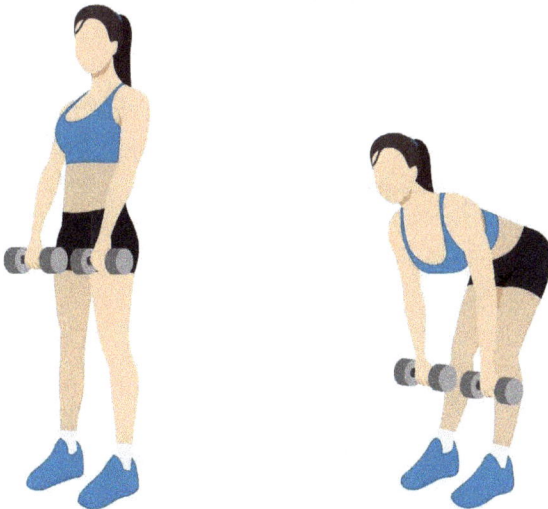

Una mujer realiza un peso muerto con mancuernas

Entrenamiento de gimnasio para piernas

Estos ejercicios se completarán en un gimnasio donde haya máquinas para piernas disponibles. Las máquinas para piernas del gimnasio son una gran opción para realizar alternativas similares a muchos de los ejercicios enumerados en las secciones anteriores para piernas.

Prensa de piernas

1. Encuentre la máquina de press de piernas con el asiento y la plataforma cuadrada perpendicular al suelo para sus pies. Ajuste la plataforma y el asiento de modo que pueda sentarse recto con el pecho fuera y las piernas en un ángulo de 90 grados mientras descansan planas sobre la plataforma frente a usted.

2. Ajuste el peso para que sea un reto, pero no abrumador. Active el tronco. Exhale y empuje hacia fuera a través de las piernas para extenderlas y alejar la plataforma de su cuerpo. No bloquee las rodillas.

3. Inhale. Vuelva lentamente las piernas a la posición inicial de ángulo de 90 grados.

4. Realice este movimiento durante dos series de 8 a 10 repeticiones. Descanse 60 segundos entre series.

GYM WORKOUT
Leg Press

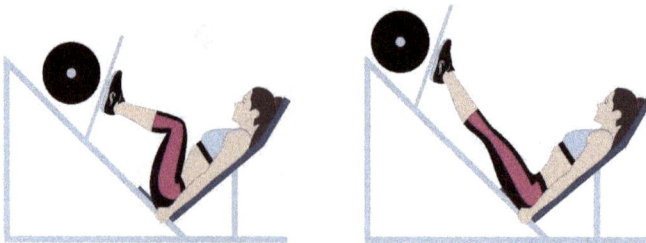

Una mujer utilizando una máquina de prensa de piernas

Máquina de extensión de piernas

1. Encuentre la máquina de extensión de piernas con un asiento que puede tener barras acolchadas sobre los muslos para sujetarle y otra barra acolchada debajo de ellos para sus espinillas.

2. Ajuste el respaldo del asiento para que sus piernas quepan adecuadamente en las almohadillas de la parte inferior de las espinillas. Ajuste la almohadilla para las espinillas de modo que quede casi justo debajo del borde del asiento. Asegúrese de comprobar todos los ajustes para que el movimiento le resulte cómodo. El peso y el trabajo del ejercicio deben recaer sobre el cuádriceps o músculo de la parte superior del muslo. El ejercicio no debe forzar la articulación de la rodilla. Si hay agarraderas junto al asiento, utilícelas para mantenerse en su sitio y eliminar la tensión en la parte posterior de las rodillas.

3. Ajuste el peso de modo que sea adecuado para usted. Deslice las espinillas por detrás de la almohadilla para que las piernas extendidas la levanten hacia delante. Active el núcleo. Exhale y empuje la barra acolchada hacia fuera con las piernas utilizando el músculo de la parte superior del muslo. Extienda las rodillas de modo que las piernas queden casi totalmente extendidas en línea recta.

4. Inhale y baje lentamente la barra acolchada hasta casi la posición inicial.

5. Repita este ejercicio durante tres series de 10 repeticiones. Descanse de 30 a 60 segundos entre series.

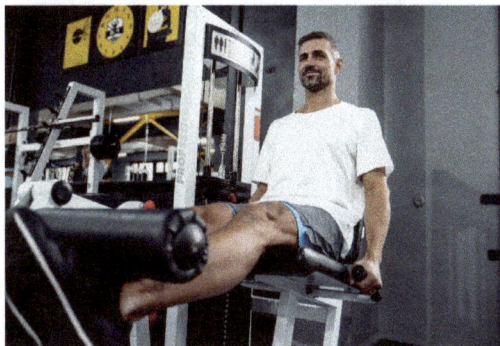

Un hombre utilizando la máquina de extensión de piernas

Máquina de curl de piernas sentado

1. Encuentre la máquina de curl de piernas. Tendrá una silla con respaldo, una barra acolchada que parece un reposapiernas delante del asiento y una barra con agarraderas donde iría el volante.

2. Siéntese en la máquina y ponga las piernas hacia arriba y encima de la barra acolchada que tiene delante. Ajuste el respaldo del asiento de modo que esté lo suficientemente cerca de la barra como para tirar de ella hacia abajo con la parte posterior de las pantorrillas. También puede ajustar la altura de la barra acolchada para mayor comodidad, de modo que toque el punto correcto, hacia la parte inferior de sus pantorrillas. Las piernas deben estar casi completamente extendidas encima de la almohadilla para estar en la posición adecuada al comenzar.

3. Baje la sujeción del muslo sobre la parte superior de los muslos para sujetar bien las piernas. Sujete las empuñaduras situadas encima de la barra de sujeción para mantenerse en su sitio.

4. Exhale. Contrayendo los isquiotibiales (en la parte posterior del muslo), tire de la barra acolchada hacia el asiento con la parte posterior de las piernas. Deténgase cuando sienta el estiramiento en la parte superior del muslo o cuando llegue a un ángulo de 90 grados con la rodilla.

5. Inhale y deje que sus piernas se extiendan hacia atrás.

6. Realice este ejercicio durante dos o tres series de 10 repeticiones con 60 segundos de descanso entre series.

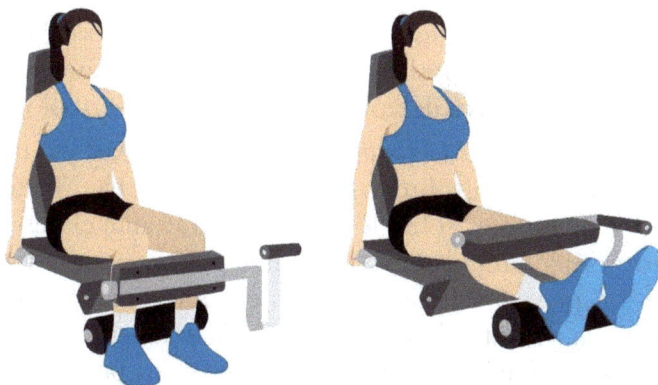

Una mujer demuestra la máquina de curl de piernas

Máquina de elevación de pantorrillas sentado

1. Encuentre la máquina de elevación de pantorrillas sentado. Tendrá un asiento sin respaldo ni brazos y una almohadilla para sujetar sobre los muslos. Delante del asiento estarán los brazos con las pesas.

2. Ajuste el peso en la máquina utilizando pesas libres si es necesario. Asegúrese de empezar con pesos más ligeros hasta que haya adquirido flexibilidad para este movimiento.

3. Siéntese en el asiento y apoye los dedos de los pies en el borde de los peldaños de la plataforma. Estos estarán situados cerca del suelo y delante del asiento. Baje la sujeción de los muslos por encima de los mismos para mantenerlos en su sitio.

4. Levante los talones para levantar las pesas y desbloquear la máquina. Agarre la empuñadura junto a la rodilla mientras levanta la pesa y muévala hacia las pesas. La pesa descansará ahora sobre sus muslos y se sostendrá por su propia fuerza.

5. Mantenga las rodillas en un ángulo de 90 grados y la espalda recta y el pecho erguido.

6. Inhale y baje los talones hasta debajo del nivel de los dedos de los pies, si es posible. Debe sentir un estiramiento en las pantorrillas y cerca del tobillo, pero no debe ser doloroso.

7. Exhale y utilice las pantorrillas para levantar los talones y empujar la barra sobre los muslos hacia arriba. Mantenga los dedos de los pies sobre los escalones. Levante el peso lo más alto posible empujando los talones por encima de los dedos de los pies y del nivel de los escalones. Para salir de la máquina, levante el talón y empuje la palanca situada junto a las rodillas hacia un lado para bloquear las pesas en su sitio. Ya puede salir de la máquina

8. Realice este ejercicio durante dos series de 10 repeticiones con un descanso de 30 a 60 segundos entre series.

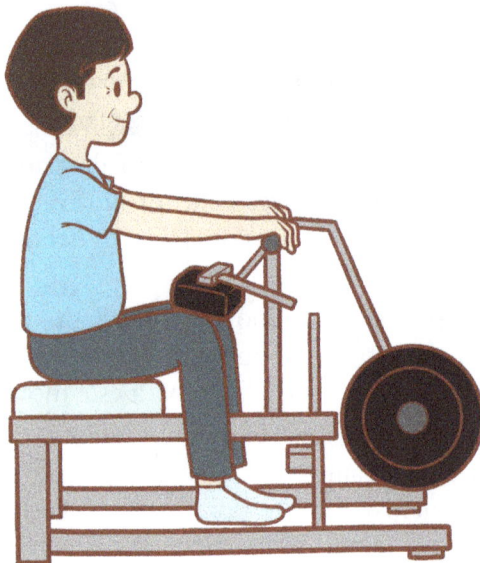

Un joven utilizando la máquina de elevación de pantorrillas sentado

Entrenamiento en pareja para las piernas

Estos entrenamientos deben realizarse con un compañero y pueden completarse en casa o en cualquier lugar con algunos equipos básicos, incluyendo una plataforma de step y sillas. El objetivo de estos entrenamientos es contar con apoyo motivacional mientras utiliza a su compañero como medida de seguridad al realizar movimientos desafiantes.

Zancadas en pareja

Este ejercicio puede realizarse con dos socios y sillas realizando el ejercicio simultáneamente uno frente al otro o con los socios turnándose y proporcionando apoyo a la mano del otro durante el movimiento.

1. Coja una silla robusta. Colóquese de pie con el lado izquierdo pegado al respaldo de la silla. Agarre la parte superior de la silla para apoyarse con la mano izquierda. Un compañero puede servir de apoyo para la mano derecha. El compañero de apoyo se colocará de pie con las piernas separadas a la anchura de las caderas, mirando hacia el compañero de ejercicio. Junte las manos aproximadamente a la misma altura que el respaldo de la silla para formar un apoyo secundario al que pueda agarrarse la persona que realiza la zancada.

2. Retroceda con la pierna derecha hasta que forme un ángulo de unos 45 grados. La pierna delantera debe estar firmemente plantada con la rodilla doblada también. Mantenga la espalda recta y la cabeza erguida.

3. Inhale y baje doblando las rodillas. Las rodillas delanteras y traseras deben estar lo más cerca posible de los 90 grados. Mantenga el pie delantero plantado plano. Los dedos del pie trasero permanecerán en el suelo. Mantenga la espalda casi recta bajo el cuerpo.

4. Exhale y empuje hacia arriba a través de los pies para elevar el cuerpo y salir de la zancada. Utilice el respaldo de la silla y a un compañero como apoyo hasta que adquiera fuerza.

5. Realice este ejercicio durante tres series de 8 repeticiones y descanse 60 segundos entre series. Cambie de pierna una vez completadas las tres primeras series. Los compañeros también pueden turnarse para cambiar de posición entre las

---

series.

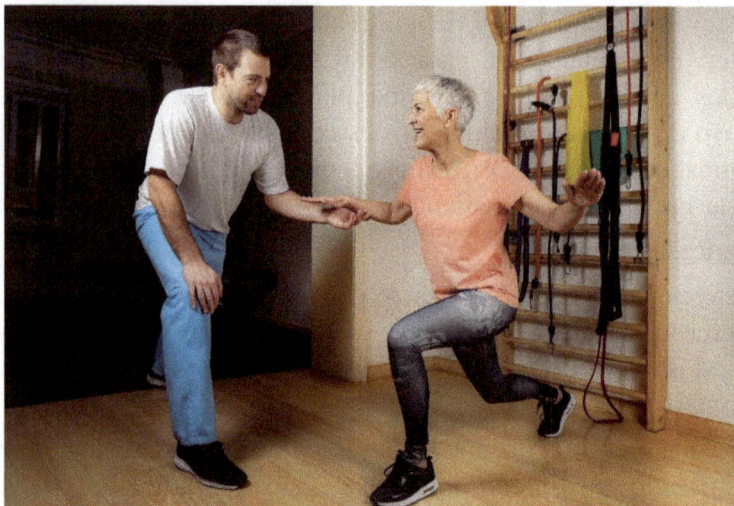

Una persona mayor realiza una zancada con un compañero

Step-Ups en pareja

Necesitará una plataforma de step o un escalón ancho que no sea demasiado alto para este ejercicio.

1. Coloque la plataforma de step en un lugar abierto y seguro del suelo.

2. Las parejas deben colocarse a ambos lados de la plataforma, una frente a la otra.

3. El compañero 1 debe exhalar y, liderando con el pie derecho, subir a la plataforma. El pie izquierdo debe subir a la plataforma en segundo lugar.

4. El compañero 1 debe inhalar y volver a bajar, guiándose primero con el pie derecho. Las parejas deben permanecer una frente a la otra durante todo el ejercicio.

5. El compañero 2 debe exhalar y subir a la plataforma liderando con el pie derecho. El pie izquierdo debe seguirle.

6. El compañero 2 inhalará y dará un paso atrás fuera de la plataforma, liderando con el pie derecho primero.

7. Las parejas se turnarán para subir y bajar los escalones. Realice este ejercicio durante dos series de 10 a 12 repeticiones para cada pierna. Descanse 30 segundos entre series.

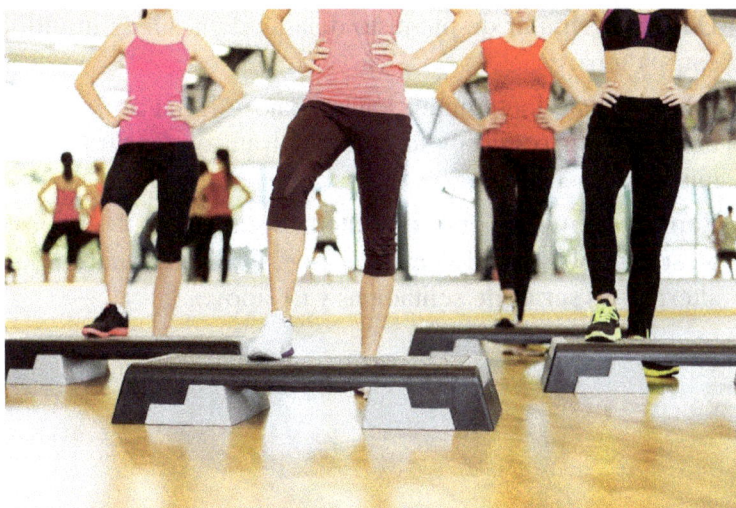

Los adultos jóvenes realizan step-ups juntos

Sentadillas en silla en pareja

Este ejercicio requiere una silla resistente. Los compañeros pueden servir de apoyo para ayudarse mutuamente a realizar la sentadilla, o bien pueden utilizarse dos sillas y los compañeros pueden realizar las sentadillas juntos.

1. Encuentre una silla que no sea demasiado profunda. Querrá poder levantarse utilizando solo las piernas y los glúteos. Siéntese en la silla, de modo que sus pies queden firmemente plantados en el suelo frente a usted, ligeramente separados a la anchura de las caderas. Desplácese hacia delante si es necesario para lograr esta posición. Sus rodillas deben formar un ángulo de unos 90 grados.

2. El compañero 2 puede colocarse un paso por delante de usted con los codos doblados en un ángulo cercano a los 90 grados con las palmas de las manos hacia arriba para apoyarse.

3. Compañero 1, debe mantener la espalda recta y el cuello neutro. Inclínese un poco hacia delante desde las caderas. Extienda los brazos hacia delante. Exhale y enderece las rodillas y las caderas para levantarse de la silla. Presione hacia delante a través de las caderas y hacia arriba a través de los pies. Mientras se levanta, si es necesario, utilice las manos del compañero 2 como apoyo para completar el movimiento.

Debería terminar de pie justo delante de la silla, mirando a su compañero.

4. Inhale y baje lentamente hacia abajo y hacia atrás en la silla hasta que las rodillas y los pies vuelvan a estar en la posición inicial.

5. Repita este movimiento durante tres series de 12 repeticiones. Descanse 60 segundos entre series. Los compañeros pueden alternar las series de sentadillas y de apoyo.

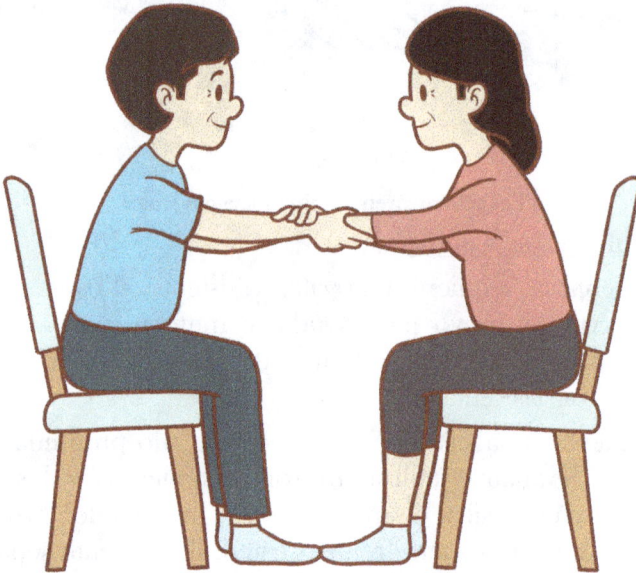

Los compañeros se ayudan mutuamente con la sentadilla en silla

Elevación de piernas en pareja

Este ejercicio aumenta el equilibrio, la estabilidad del tronco y la fuerza de las piernas utilizando a un compañero como apoyo si es necesario. Si los compañeros no necesitan apoyo, se pueden utilizar dos sillas y realizar el movimiento simultáneamente uno frente al otro.

1. Los compañeros deben ponerse de pie junto a una pared, una silla o la encimera de la cocina como apoyo para mantener el equilibrio. Si es posible, gire el apoyo para que los compañeros puedan mirarse y colocarse relativamente

cerca. Coloque un brazo en la parte posterior del soporte si es necesario para mantener el equilibrio. El otro brazo puede ir sobre un compañero si es necesario para apoyarse.

2. Active su núcleo para ayudar a mantener el equilibrio. Exhale. Levante la pierna derecha del suelo hasta crear un ángulo de 90 grados con la rodilla. El muslo debe terminar paralelo al suelo. Mantenga el otro pie plantado en el suelo con la pierna estirada. Haga una pausa de un segundo en la parte superior.

3. Inhale. Baje lentamente el pie hasta el suelo. Los miembros de la pareja pueden turnarse levantando uno la pierna mientras el otro la baja, o pueden levantarlas simultáneamente

4. Repita este movimiento con cada pierna durante tres series de 8 a 10 repeticiones. Descanse de 30 a 60 segundos entre series.

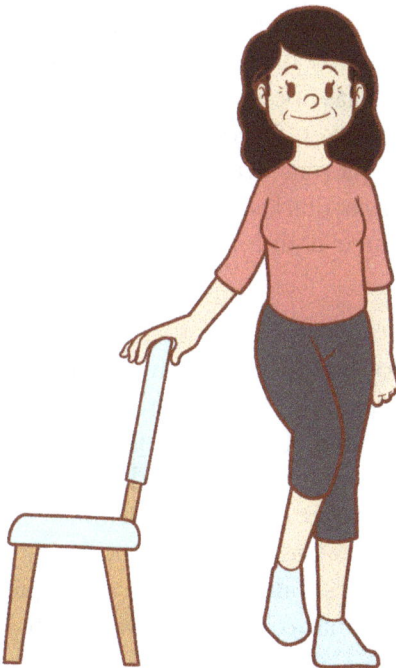

Una persona mayor realiza una elevación de piernas de pie con una silla

Beneficios del entrenamiento de piernas

Todo el mundo necesita tener unas piernas fuertes. Las piernas son el motor que le mantiene en movimiento. Las personas mayores necesitan ejercitar las piernas, ya que a medida que envejecen resulta más difícil mantener las articulaciones y los músculos. Ejercitar las piernas puede aumentar la potencia, la confianza y la movilidad.

Beneficios:

1. Fuerza

Tener unas piernas fuertes significa poder levantarse de la silla o del suelo. Necesita que sus piernas estén cómodas para sostener su cuerpo. Ejercitar las piernas con regularidad puede mantenerlas en buena forma para que le lleven a donde necesite y le levanten y bajen cuando sea necesario.

2. Reducir las lesiones

Mantener las piernas fuertes ayudará a mejorar la densidad de los huesos de las piernas. Unos huesos fuertes pueden ayudar a mantener la movilidad de las personas mayores durante más tiempo, al tiempo que contribuyen a reducir la posibilidad de sufrir lesiones graves. Ejercitar las piernas ayuda a mantener el equilibrio para el movimiento y las tareas diarias y mantiene las articulaciones lubricadas y sueltas para reducir el dolor.

3. Movimiento

El objetivo del ejercicio en la tercera edad es mantener la independencia. Ejercitando las piernas con regularidad, puede asegurarse de que será capaz de levantarse y participar en las actividades de hoy y de mañana. Cuando se pierde la fuerza y la estabilidad de las piernas, se pierde la capacidad de caminar con seguridad por sí mismo. Ser capaz de moverse significa estar activo, lo que equivale a una mejor salud cardiaca, energía y quema de calorías. Aunque solo sea por eso, debería ejercitar las piernas para mantener la capacidad de caminar o levantarse de una silla.

4. Control del peso

Mantener las piernas fuertes puede ayudar a mantener fuerte todo el cuerpo. Ejercitar las piernas con regularidad le garantiza que podrá moverse y mantenerse activo. Mantenerse activo es la clave para estar contento con la vida. Ejercite las piernas para mantener las articulaciones sanas y la sangre fluyendo. Unas piernas sanas ofrecen la oportunidad de realizar más actividades y ejercicios cardiovasculares. Estos ejercicios y actividades son una forma estupenda de quemar calorías y mantener el peso deseado. Aparte de la dieta, la actividad es la mejor manera de perder peso.

Descargo de responsabilidad:

Los ejercicios de piernas pueden ser complejos y es esencial hacerlos correctamente. Las piernas son importantes para su bienestar, así que tome todas las precauciones para no lesionárselas. Asegúrese de calentar y utilizar pesos ligeros. Poder volver a hacer ejercicio mañana y pasado es más importante que levantar pesos pesados.

Capítulo 7: El cardio y el núcleo

El cardio y el núcleo son buenos ejercicios para agrupar. Ambos ayudan a quemar grasa y a desarrollar fuerza y resistencia. Tras un calentamiento, sería aceptable una sesión de cardio y después una de núcleo (o viceversa). Los ejercicios se complementan entre sí, ya que el núcleo se utiliza a menudo durante los entrenamientos de cardio de forma suplementaria. Los ejercicios de núcleo no deben afectar a su capacidad para realizar un ejercicio de cardio, y el cardio no debe cansar los músculos del núcleo.

El cardio es uno de los ejercicios más importantes que cualquier individuo puede realizar. Le mantiene en marcha y le proporciona energía a la vez que fortalece el corazón. El corazón es responsable de mantener el bombeo de la sangre y de enviar oxígeno y nutrientes por todo el cuerpo y a los músculos. La parte emocionante del cardio es que cuanto más tiempo y más a menudo lo haga, más fácil le resultará, al igual que otras actividades.

El cardio puede realizarse a una intensidad larga, como un paseo lento, o a una intensidad alta, como un sprint. Las investigaciones han descubierto que un ejercicio de baja intensidad más prolongado es equivalente a un ejercicio corto e intenso. La diferencia es que el ejercicio de baja intensidad deberá realizarse durante un periodo más largo, mientras que los entrenamientos de alta intensidad pueden ser concisos pero agotadores.

Un ejercicio HIIT o entrenamiento a intervalos de alta intensidad es un tipo de entrenamiento que utiliza la alta intensidad durante periodos cortos una y otra vez. Entre cada ejercicio intenso, hay un periodo de descanso. Estos ejercicios son excelentes para desarrollar la capacidad cardiovascular, mejorar la potencia explosiva y quemar grasa. Esto sería lo contrario de un ejercicio de resistencia como una caminata de una hora. El HIIT puede realizarse con o sin equipamiento y puede consistir en saltar, montar en bicicleta o esprintar lo más rápido posible durante ráfagas de 15-30 segundos. El HIIT es una herramienta valiosa, pero asegúrese de obtener el visto bueno de un médico antes de participar en ejercicios de alta intensidad.

El núcleo es el centro de nuestro cuerpo que lo mantiene todo unido. Un núcleo fuerte proporciona una buena base para el movimiento y la fuerza. Al mantener fuerte nuestro núcleo, podemos ayudar a prevenir las malas posturas y mantenernos sentados y de pie erguidos. Usted utiliza su tronco mucho más de lo que cree, ya que trabaja constantemente para mantenernos apoyados. El objetivo de los ejercicios para el tronco no es necesariamente conseguir un vientre esculpido, sino fortalecerlo para que pueda disfrutar de las actividades cotidianas.

Descargo de responsabilidad: Asegúrese de calentar antes de cualquier ejercicio de cardio. Estos entrenamientos suelen implicar todo el cuerpo y mucho movimiento. Es vital estar suelto y preparado para moverse con seguridad mientras realiza los ejercicios de cardio.

Entrenamiento en casa para las piernas sin equipamiento

Caminar

Caminar parece una actividad sencilla, pero es increíblemente poderosa. Al caminar, estamos utilizando los músculos, las articulaciones y el sistema energético que el cuerpo necesita para mantenerse fuerte y seguir caminando. Una caminata puede ser rápida o lenta, y la duración puede variar, pero es una actividad que debe realizarse tan a menudo como sea posible, ya que no requiere ningún equipamiento.

1. Lleve ropa y calzado cómodos para caminar.

2. Planifique el tiempo o la distancia que desea caminar. Esto puede variar de un día a otro o de una semana a otra, dependiendo de cómo se sienta.

3. Planifique una zona para caminar.

4. Dé un paseo. Los paseos deben ser de al menos 30 minutos cada vez, si es posible. Puede ser necesario aumentar a 30 minutos al día.

5. Refrésquese y estírese adecuadamente después de caminar.

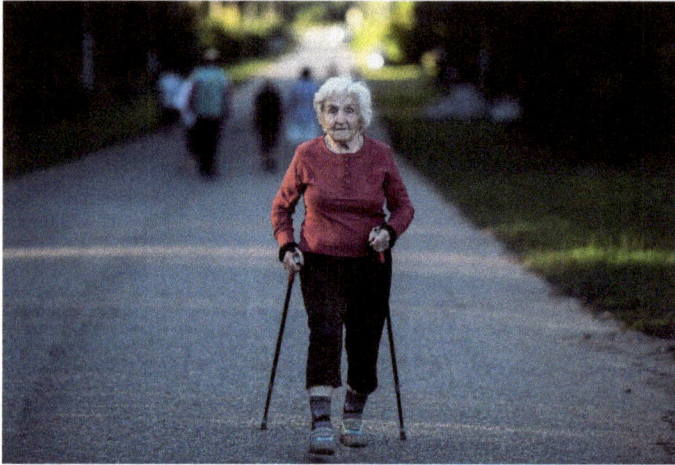

Una persona mayor de paseo

Bailar

El baile es una excelente opción para hacer cardio. Puede realizarse en el interior o en el exterior, y es una forma de hacer ejercicio divertida. Mientras se mueve al ritmo de la música, está quemando calorías y fortaleciendo el corazón. Una sesión de baile puede incluso aumentar su energía al mejorar la circulación.

1. Encuentre una zona abierta para bailar con seguridad.

2. Lleve ropa cómoda y calzado adecuado para los movimientos de baile.

3. Ponga su música favorita para moverse.

4. Baile al ritmo de la música. Intente involucrar todo su cuerpo mientras baila.

5. Las sesiones de baile deben durar unos 30 minutos si es posible. Puede hacer descansos entre canciones o dividir las sesiones de baile en dos entrenamientos de 15 minutos.

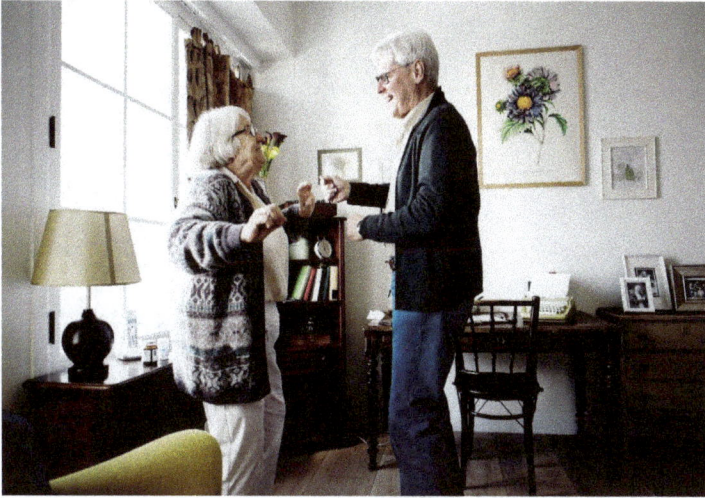

Personas mayores bailando

Planchas

Las planchas son una forma sencilla pero eficaz de fortalecer el núcleo. Existen muchas variaciones, pero esta es la plancha básica y un buen punto de partida para las personas mayores. Para que este movimiento sea más desafiante, levante las rodillas y la parte inferior de las piernas, utilizando solo los antebrazos y los dedos de los pies para levantarse del suelo.

1. Encuentre un espacio abierto donde pueda tumbarse boca abajo en el suelo con las piernas extendidas.

2. Acuéstese boca abajo y apóyese en los antebrazos separados a la altura de los hombros y las rodillas juntas. Los pulgares deben apuntar hacia el cielo y las palmas de las manos enfrentadas. La parte inferior de sus piernas puede apoyarse juntas en el suelo o mantenerse juntas en el aire.

3. Exhale. Enganche su núcleo y empuje hacia arriba a través de sus caderas para levantarlas del suelo. Los muslos y la parte superior del cuerpo deben levantarse del suelo. Apóyese con los antebrazos y las rodillas como puntos de apoyo.

4. Respire mientras se mantiene en pie durante unos 10 a 30 segundos.

5. Baje hasta el suelo. Repita este movimiento de tres a cinco series de 10 a 30 segundos cada vez. Descanse 60 segundos entre series.

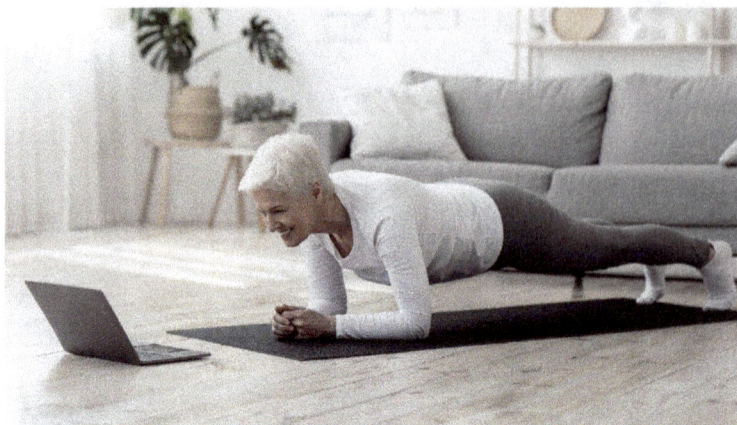

Una persona mayor realiza una plancha

Elevación de brazos y piernas

Se trata de un ejercicio de fortalecimiento del núcleo.

1. Encuentre un espacio abierto en el suelo donde pueda extender los brazos y las piernas con seguridad.

2. Colóquese en el suelo sobre las manos y las rodillas. Los hombros deben estar directamente sobre las muñecas y las caderas directamente sobre las rodillas. Mantenga la espalda recta y el cuello neutro.

3. Active el núcleo. Exhale. Levante el brazo izquierdo hacia delante como si estuviera tratando de alcanzar a alguien.

4. Al mismo tiempo, levante la pierna derecha estirada hacia atrás. Si no puede levantar los dos al mismo tiempo, puede alternar entre levantar solo el brazo y luego solo la pierna. Cuando el brazo y la pierna estén levantados, debe formar una línea con el resto del cuerpo paralela al suelo. Mantenga la posición elevada de 5 a 10 segundos.

5. Inhale mientras vuelve a bajar el brazo y la pierna. Repita esta operación con el otro brazo y la otra pierna.

6. Realice este ejercicio durante cinco series para cada combinación de brazo y pierna. Descanse de 30 a 60 segundos entre series.

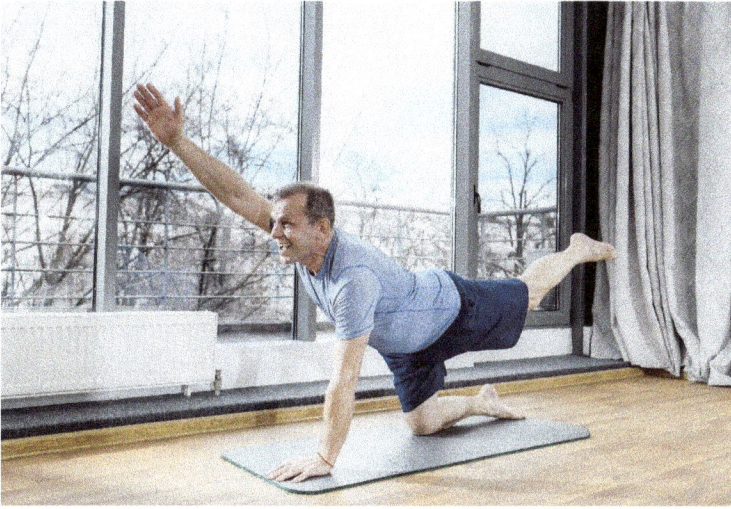
Un hombre realiza la elevación de brazos y piernas

Puente

El puente en el suelo es un movimiento seguro y eficaz para fortalecer el núcleo y las piernas. Asegúrese de trabajar el núcleo mientras realiza este movimiento, especialmente en los días de *ejercicios de núcleo.*

1. Acuéstese en el suelo boca arriba. Doble las rodillas de modo que los pies queden apoyados en el suelo a la anchura de las caderas. Extienda los brazos y coloque las palmas de las manos hacia abajo en el suelo junto al cuerpo.

2. Mantenga el cuello neutro. Active su núcleo y exhale. Empuje a través de los pies y apriete los glúteos (también conocidos como nalgas) para levantar los glúteos y la parte inferior de la espalda del suelo. Presione hacia arriba a través de las caderas. Sus muslos y su cuerpo formarán una línea recta y sus rodillas estarán en un ángulo de 90 grados en la parte superior de este movimiento. La parte superior de su espalda, hombros, pies y cabeza permanecerán en el suelo.

3. Inhale mientras vuelve a bajar a la posición inicial. La espalda y los glúteos deben estar en el suelo y las rodillas hacia atrás en un ángulo menor.

4. Repita este movimiento durante tres series de 10 a 12 repeticiones. Descanse de 30 a 60 segundos entre series.

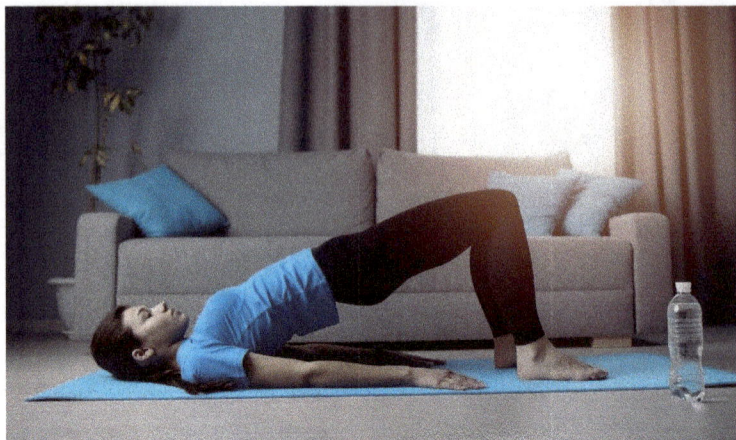
Una joven realizando un puente en el suelo

Entrenamiento en casa de cardio y núcleo con equipamiento

Estos ejercicios requerirán algo de equipamiento para realizarlos. Estos artículos se encontrarán en una tienda de deportes, en una tienda de gran almacén o en Internet.

Caminata con pesas

1. Consiga un par de mancuernas pequeñas de unas 2 libras o menos (1kg aproximadamente). Póngase ropa cómoda y calzado para caminar. Planifique una distancia o un tiempo para caminar. 30 minutos al día es el mínimo recomendado para la actividad cardiovascular diaria. Dado que existe una dificultad añadida debido a las pesas, realizar esta caminata durante un periodo de tiempo más corto podría ser lo mejor, hasta que se adquiera una buena forma física.

2. Planifique una zona segura para caminar la distancia o el tiempo programados.

3. Lleve las mancuernas con usted mientras camina, le añadirán resistencia adicional y quema de calorías. El esfuerzo adicional de moverse con las pesas mejorará la forma física cardiovascular y desarrollará la fuerza de los brazos, el agarre y el núcleo.

4. Asegúrese de enfriarse y estirarse después de su caminata.

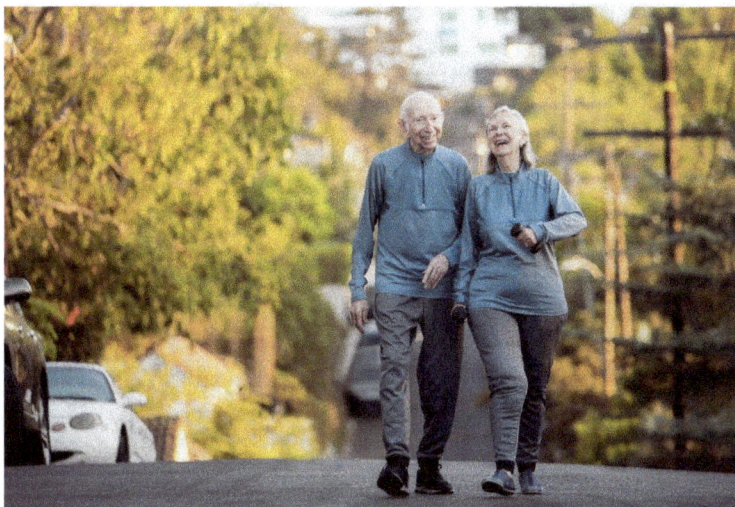
Una persona mayor caminando con pesas

Paseo del granjero

Para este ejercicio necesitará un juego de mancuernas u otros objetos con peso que tenga por casa. Dado que la distancia es más corta, si es posible, debe utilizarse un juego de pesas más pesado que cuando se realizan paseos con pesas.

1. Consiga un par de mancuernas u objetos pesados.

2. Busque un espacio interior o exterior en el que pueda caminar de un lado a otro. La franja debe tener al menos 8 grandes zancadas.

3. Levante las mancuernas con una en cada mano de modo que queden apoyadas junto a sus bolsillos.

4. Exhale y dé un paso adelante. Respire mientras camina con confianza durante unos 8 pasos manteniendo las pesas controladas a los lados. No permita que las pesas se balanceen o reboten en sus muslos.

5. Después de 8 pasos o al final de su espacio, dese la vuelta con cuidado. Haga una breve pausa para prepararse y exhale antes de volver a caminar con confianza por la línea durante otros 8 pasos.

6. Camine hacia delante y de vuelta tres veces. Descanse 30 segundos entre series.

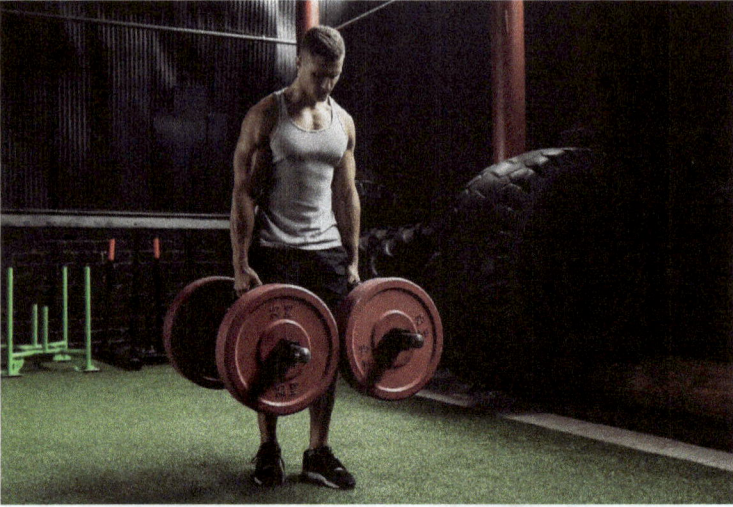

Un hombre realiza una caminata pesada del granjero

Bicicleta de mano

1. Una bicicleta de mano es un equipo que le permite hacer cardio sin utilizar las piernas. Requiere que pedalee utilizando los brazos sobre una superficie como una mesa. Es probable que tenga que pedir una bicicleta de mano por Internet. Es una gran alternativa al cardio que implica a sus piernas.

2. Consiga una mesa y una silla resistentes. La mesa debe tener espacio suficiente para que la bicicleta de mano quepa cómodamente sobre ella. Necesitará un reloj, cronómetro u otro elemento para cronometrar la duración de su entrenamiento.

3. Siéntese en la silla y muévala de modo que pueda girar adecuadamente los pedales de la bicicleta sin tener que moverse ni estirarse.

4. Mantenga la espalda recta y la cabeza erguida con el cuello neutro.

5. Coloque las manos en los pedales de la bicicleta de mano.

6. Gire con cuidado los pedales moviendo los brazos en círculos.

7. Es mejor aumentar lentamente el tiempo que pasa en la bicicleta de mano. Con el tiempo, puede ser un ejercicio cardiovascular que dure 15 minutos o más cada vez.

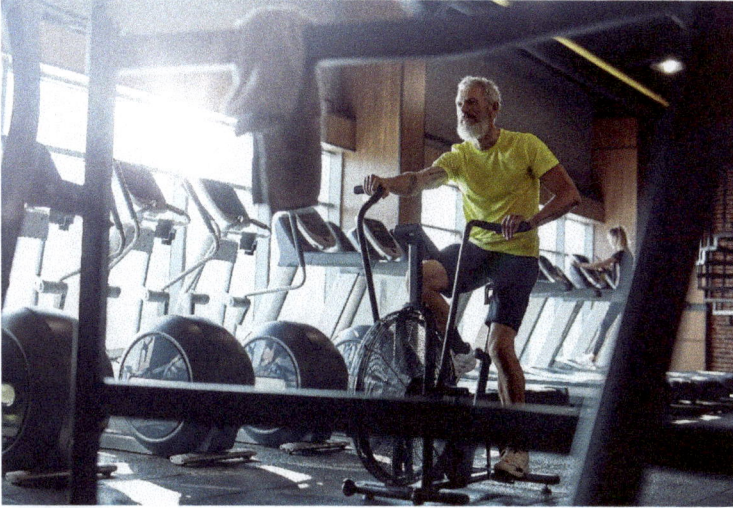
Un hombre utiliza la bicicleta de mano

Elevaciones de piernas rectas sentado

Las elevaciones de piernas son un movimiento básico que puede realizarse con seguridad en una silla robusta.

1. Siéntese en una silla robusta colocada de forma que pueda estirar las piernas frente a ella.

2. Desplácese hacia delante en la silla y extienda las piernas. Apoye los talones en el suelo delante de usted. Sus piernas deben formar una línea recta formando un ángulo de unos 45 grados con el suelo. Apóyese manteniendo las manos en la parte superior de los muslos o agarrándose a los lados de la silla.

3. Mantenga la espalda recta y el pecho erguido. Contraiga el tronco. Exhale y levante lentamente la pierna derecha hasta que quede paralela al suelo.

4. Haga una breve pausa en la parte superior antes de inspirar y volver a bajar el talón hasta el suelo. Cambie de pierna.

5. Complete tres series de 8 repeticiones para cada pierna. Descanse de 30 a 60 segundos entre series.

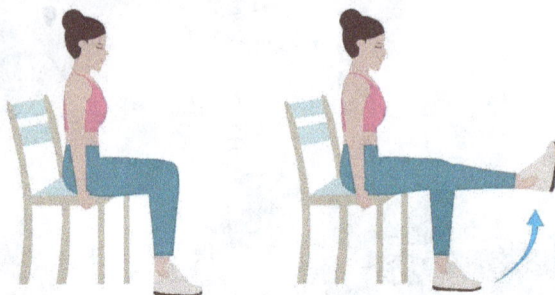

Una mujer realiza elevaciones de piernas rectas sentada

Estiramiento oblicuo sentado

El estiramiento oblicuo trabaja los músculos de los lados del abdomen.

1. Siéntese erguido en una silla robusta sin brazos.

2. Coloque la mano derecha detrás de la cabeza con el codo apuntando hacia la derecha. Apunte con el brazo izquierdo hacia abajo junto a su costado izquierdo.

3. Active su núcleo. Inhale y baje la mano izquierda hacia el suelo. Deje que su cuerpo se incline hacia el lado izquierdo. Su codo derecho debe apuntar más alto hacia el cielo mientras su cabeza se inclina hacia el lado izquierdo.

4. Exhale. Utilice su núcleo para tirar de su cuerpo desde la izquierda y volver a la posición neutral.

5. Cambie de lado y repita.

6. Realice dos series de 8 a 10 repeticiones para cada lado. Descanse 30 segundos entre series.

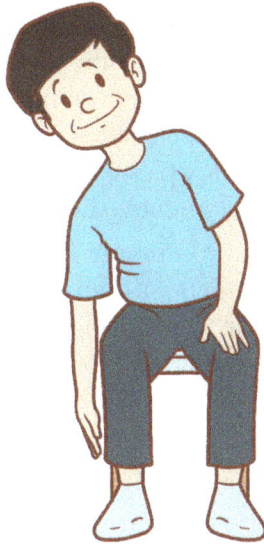

Un hombre realiza un estiramiento de oblicuos sentado

Entrenamiento de gimnasio para cardio y núcleo

Estos entrenamientos deben realizarse utilizando el equipo disponible en el gimnasio.

Máquina elíptica

1. Encuentre una máquina elíptica, ya sea sentado o de pie. La elíptica tendrá brazos y piernas móviles, y la zona de las piernas tendrá grandes plataformas en forma de pies para sus pies. Asegúrese de calentar adecuadamente antes de realizar ejercicios de cardio.

2. Suba con cuidado a las plataformas para los pies mientras se agarra a las empuñaduras para apoyarse. Ajuste las empuñaduras o el asiento si es necesario, para que pueda extender adecuadamente los brazos y las piernas sin estirarse en la máquina. Muchas máquinas le permitirán simplemente empezar a moverse en ellas sin tener que ajustar nada específico como la resistencia.

3. Fije un tiempo de duración y un nivel de resistencia en la máquina si lo desea. La mayor resistencia lo hará más difícil, pero también le ayudará a mejorar la fuerza de su espalda, brazos, pecho y piernas. Agarre las empuñaduras y mueva los brazos hacia delante y hacia atrás mientras pedalea hacia arriba y hacia abajo con los pies en las plataformas. Mantenga la espalda recta y el cuello neutro durante el ejercicio.

4. Continúe este movimiento durante 30 minutos, si es posible, para un bajo impacto en sus articulaciones con un alto beneficio cardiovascular. Tenga cuidado al subir y bajar de la máquina, ya que tiene múltiples partes móviles.

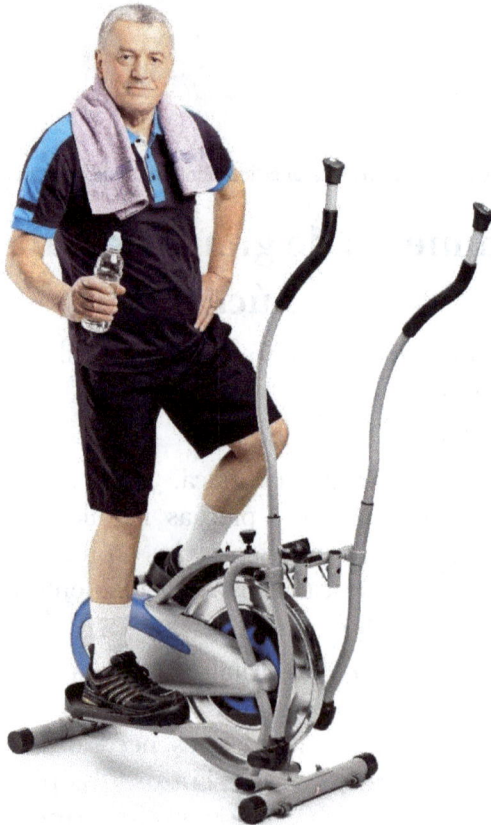

Una persona mayor en una máquina elíptica

Bicicleta reclinada

1. Encuentre una bicicleta reclinada en el gimnasio.

2. Ajuste el asiento de modo que pueda extender adecuadamente las piernas sin estirarse demasiado mientras pedalea. Ajuste las correas de los pedales para que se ajusten bien a sus pies.

3. Ajuste la configuración de la bicicleta a un tiempo, distancia y nivel de resistencia específicos. Muchas bicicletas le permitirán simplemente pedalear sin ajustar nada si así lo desea.

4. Mantenga la espalda recta y la cabeza erguida. Empuje los pedales con los pies y sujétese al manillar para mayor estabilidad.

5. Continúe pedaleando al ritmo que desee durante 30 minutos o más si es posible.

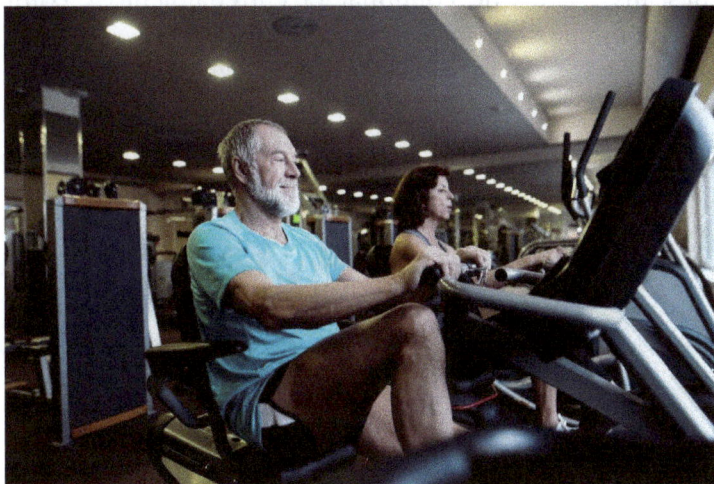

Personas mayores utilizando la bicicleta reclinada

Caminar en cinta

La cinta de correr es una excelente opción de cardio para caminar en un lugar seguro, fuera de los elementos, y con la opción de añadir una inclinación fácilmente.

1. Encuentre la cinta de correr en el gimnasio. Será una pista plana con brazos a los lados y un gran panel de control en la parte delantera. Asegúrese de calentar antes de los ejercicios de cardio.

2. Súbase a la cinta de correr detenida e inicie el programa utilizando el panel de control. Deberá ajustar la velocidad y los números de inclinación. Comience con una velocidad baja y sin inclinación para empezar.

3. Una vez que aumente la velocidad en la máquina, la cinta de correr empezará a moverse. Camine al ritmo de la cinta. Mantenga el pecho erguido y el cuello neutro. Utilice las barandillas de apoyo laterales si es necesario o para bajarse de la cinta.

4. Para reducir la velocidad o parar la máquina, reduzca la velocidad o pulse el botón de parada de emergencia. Para aumentar la intensidad, añada una inclinación a la marcha para caminar cuesta arriba.

5. Intente caminar de forma continuada durante al menos 30 minutos si es posible. Siempre puede parar la cinta y descansar antes de continuar el entrenamiento y completar los 30 minutos.

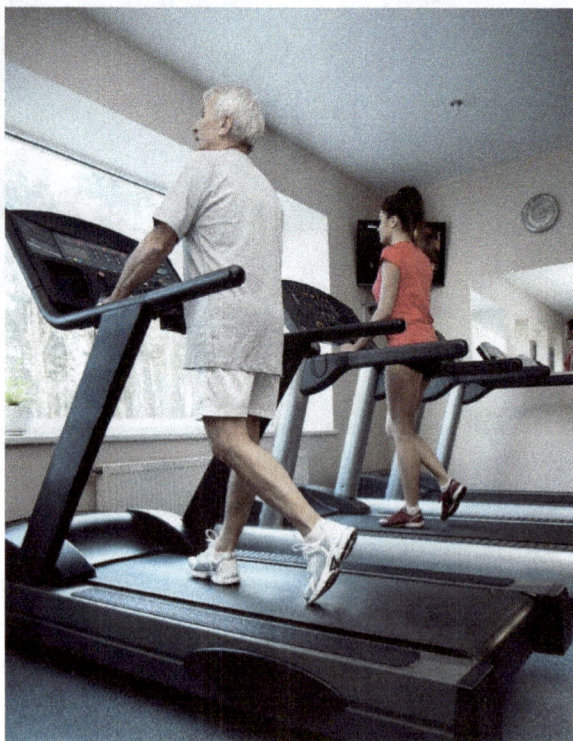

Una persona mayor camina en una cinta

Press Pallof

El press pallof utiliza la máquina de poleas para ayudar a mejorar la fuerza y la estabilidad del tronco.

1. Encuentre la máquina de poleas. Querrá el lado frente al que pueda estar de pie y que permita que el cable cuelgue libremente con una altura ajustable.

2. Ajuste el peso de modo que sea lo suficientemente ligero para que pueda realizar este ejercicio. Fije el agarre de empuñadura rectangular simple al cable. Ajuste la altura del cable a la mitad de la máquina.

3. Colóquese de pie con el lado derecho mirando hacia la polea. Agarre la empuñadura con ambas manos, entrelazando los dedos. Dé un paso lateral alejándose de la máquina. Separe los pies a la altura de los hombros. Gire el cuerpo hacia la derecha y vuelva al centro para tensar el cable.

4. La empuñadura debe estar a la altura del pecho y cerca del cuerpo. El cable tirará de usted hacia la máquina, pero sus abdominales resistirán el tirón.

5. Exhale. Extienda los brazos delante del pecho, empujando la empuñadura lejos del cuerpo. Haga una pausa de 5 segundos con los brazos completamente extendidos, sujetando la empuñadura.

6. Inhale y vuelva a colocar lentamente la empuñadura frente a su pecho.

7. Repita el movimiento durante tres series de 10 repeticiones. Mantenga la posición de 5 a 10 segundos cada vez que extienda los brazos. Descanse de 30 a 60 segundos entre series. Cambie de lado y repita las series y repeticiones en el lado izquierdo.

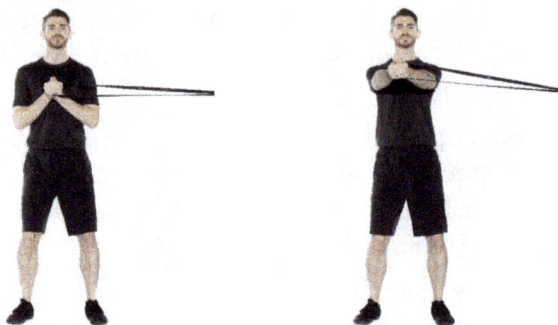

Equilibrios de piernas con pelota de ejercicios

Una pelota de ejercicios es una herramienta versátil para dar sabor a los ejercicios y realizar movimientos básicos. La pelota de ejercicios es un balón hinchable gigante que la mayoría de los gimnasios deberían tener.

1. Encuentre una pelota de ejercicios, una esterilla de yoga y un espacio abierto dentro del gimnasio. Si lo necesita, puede utilizar una pelota de ejercicios más pequeña, ya que le resultará algo más fácil. También puede comenzar este ejercicio sin pelota para empezar.

2. Acuéstese en la esterilla mirando hacia arriba. Sujete la pelota de ejercicios con las manos por encima del pecho. Mantenga las piernas separadas a la anchura de las caderas con las rodillas dobladas unos 90 grados.

3. Levante las piernas del suelo. Las rodillas deben estar directamente sobre las caderas y la parte inferior de las piernas paralela al suelo.

4. Coloque la pelota de ejercicios encima de sus espinillas. Equilibre la pelota allí. Mantenga los brazos extendidos, con las palmas en el suelo a los lados para apoyarse.

5. Active su núcleo. Inhale y extienda lentamente las piernas hacia fuera con la pelota en equilibrio.

6. Exhale y tire con cuidado de las piernas hacia atrás hasta que estén en la posición inicial.

7. Repita este movimiento manteniendo el balón en equilibrio durante tres series de 5 a 8 repeticiones. Descanse 60 segundos entre series.

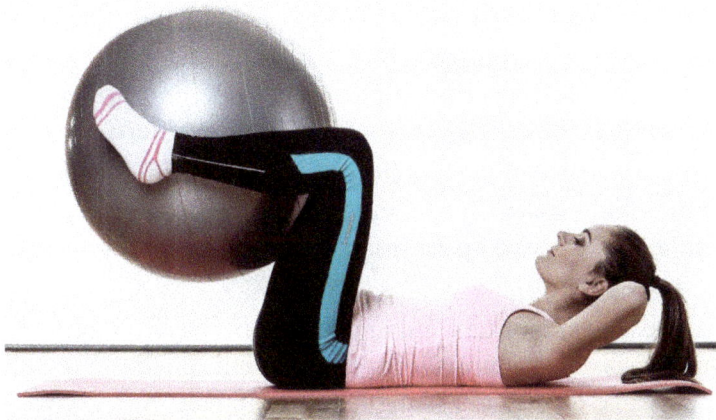

Una mujer hace equilibrios con una pelota de ejercicios sobre las piernas

Ejercicios en pareja para cardio y núcleo

Estos ejercicios deben realizarse con un compañero para mayor seguridad y apoyo. Los compañeros deben proporcionar motivación a la vez que se aseguran de que su compañero de entrenamiento realiza el ejercicio con seguridad.

Relevo de caminata de valija (suitcase carry)

Para este ejercicio necesitará una o dos mancuernas, kettlebells (pesa rusa) u otro objeto con peso, como un bolso. La caminata de valija combina el núcleo y cardio mientras usted camina manteniendo el núcleo comprometido.

1. Coja una mancuerna y encuentre un espacio abierto y recto donde pueda dar de 8 a 10 pasos seguidos. Este ejercicio puede beneficiarse de un peso mayor, ya que solo llevará una.

2. El compañero 1 levantará la mancuerna con la mano derecha, y deberá dejarla colgando en la zona del bolsillo derecho de su pantalón. El compañero 2 se colocará al lado del compañero 1, mirando en la misma dirección.

3. Active su núcleo y camine con confianza por el espacio mientras lleva la pesa a su lado. No balancee la pesa ni permita que se mueva. Mantenga la espalda recta y el cuello neutro. Intente no inclinarse en la dirección de la pesa. Utilice su núcleo para mantener una postura adecuada y camine con la mayor normalidad posible.

4. El compañero 1 debe caminar hacia el otro lado del espacio, darse la vuelta con cuidado y volver a caminar hacia el lado izquierdo del compañero 2 y entregar la pesa a la mano izquierda de este. El compañero 2 debe entonces caminar a través del espacio tal como lo hizo el compañero 1.

5. El compañero 2 debe activar el núcleo y caminar de vuelta a través del espacio con confianza. Mantenga la espalda recta y utilice el tronco para mantener una postura correcta al caminar.

6. En este regreso, el compañero 2 debe pasar el peso al lado izquierdo del compañero 1. La pesa puede entregarse o colocarse en el suelo para que el compañero 1 la recoja.

7. El compañero 1 realizará la misma rutina llevando la pesa en la mano izquierda.

8. Aunque alternándose, cada pareja debe caminar hacia fuera y hacia atrás dos veces en total mientras sujeta la pesa en la mano derecha y luego hacia fuera y hacia atrás dos veces en total mientras sujeta la pesa en la mano izquierda.

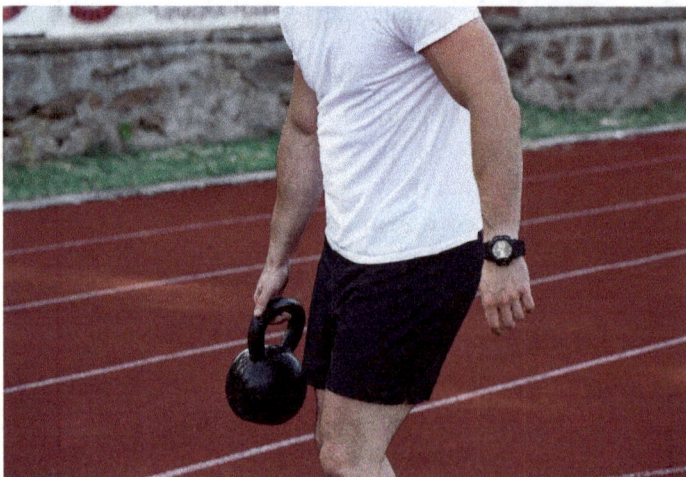

Un hombre realiza una caminata de valija

Caminar y hablar

1. Planifique un encuentro con su pareja en algún lugar donde puedan caminar juntos una cierta distancia.

2. Pónganse de acuerdo sobre la duración o la distancia que ambos pueden caminar.

3. Reúnanse y caminen juntos. Hablar durante el paseo hace que el tiempo vuele y ayuda a mejorar su cardio.

4. Si es posible, se recomiendan al menos 30 minutos diarios de cardio.

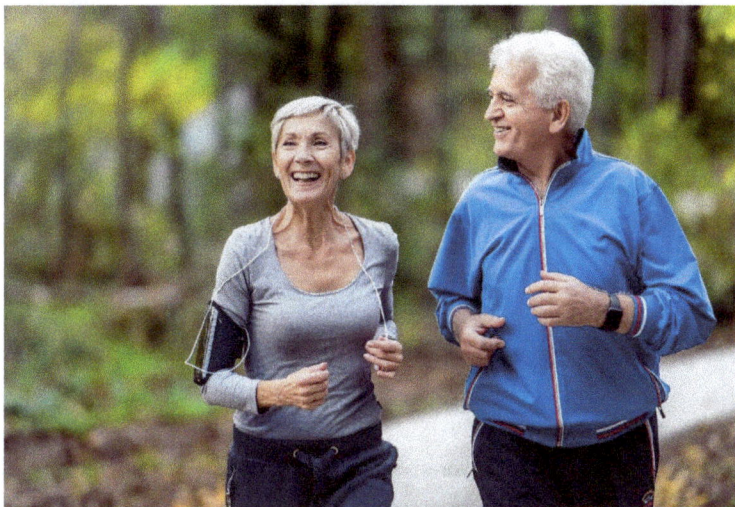

Personas mayores caminando juntas

Lanzamiento de pelota

Este ejercicio puede realizarse utilizando una pelota de ejercicios, una pelota de baloncesto estándar o un balón de fútbol. El lanzamiento de la pelota combina cardio, equilibrio y fuerza abdominal.

1. Coja una pelota de ejercicios y busque una zona abierta donde los socios puedan colocarse a poca distancia el uno del otro.

2. Las parejas deben separarse y colocarse frente a frente. Mantengan las piernas separadas a la anchura de los hombros y la espalda recta.

3. Compañero 1, levante la pelota por delante de su cuerpo hasta aproximadamente la altura del pecho. Active el núcleo.

Exhale y lance la pelota hacia el compañero 2 haciéndola rebotar una vez en el suelo entre ustedes.

4. Compañero 2, coja la pelota. Vuelva a colocarse en posición si ha tenido que moverse. Active el núcleo. Exhale y rebote la pelota hacia el compañero 1.

5. Los compañeros pueden lanzar la pelota ligeramente a un lado del otro para fomentar un mayor movimiento al cogerla.

6. Lancen la pelota de un lado a otro durante 15 minutos mientras charlan.

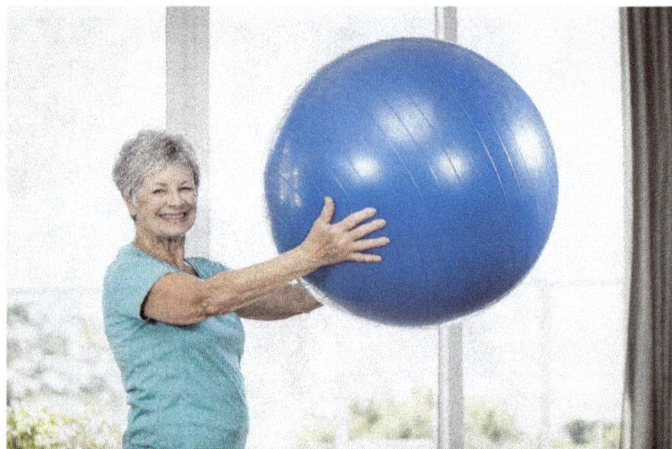

Una persona mayor sujetando una pelota de ejercicios

Pase de pelota espalda con espalda

Para este ejercicio, necesitará una pelota de ejercicios, de baloncesto u otra similar. Se puede utilizar una pelota más pesada si ambos miembros de la pareja tienen un nivel de forma física adecuado.

1. Los miembros de la pareja deben permanecer de pie o sentados espalda con espalda en función de su nivel de forma física.

2. Mantenga las piernas separadas a la anchura de las caderas. Si está sentado, mantenga las rodillas flexionadas y los pies apoyados en el suelo. Si está de pie, mantenga las rodillas ligeramente flexionadas.

3. El compañero 1 empezará sujetando la pelota en el punto medio del cuerpo. Flexione los codos a unos 90 grados y mantenga los brazos separados a la altura de los hombros.

4. El compañero 1 contraerá el tronco, exhalará y girará con cuidado hacia la izquierda mientras sujeta la pelota.

5. El compañero 2 girará hacia la izquierda simultáneamente para recibir el balón. El compañero 1 soltará la pelota y el compañero 2 la cogerá. Los compañeros 1 y 2 inhalarán y volverán al centro.

6. El compañero 2 girará hacia la izquierda mientras sujeta el balón en el punto medio del cuerpo con los codos doblados. El compañero 1 girará hacia la derecha para recibir el balón.

7. Continúen pasando el balón alrededor de los cuerpos. Las parejas deben girar 10 veces a la derecha y 10 veces a la izquierda en una sola serie. Descansen 60 segundos entre series. Cada pareja debe realizar de dos a tres series en total.

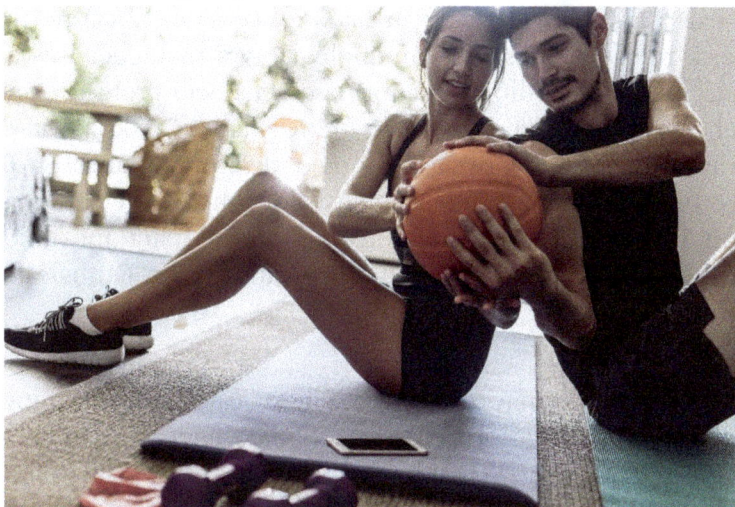

Adultos realizando un pase de pelota espalda con espalda

Beneficios del entrenamiento cardio y del núcleo

El cardio y el núcleo trabajan juntos porque le mantienen apoyado y en movimiento a diario. Usted utiliza el cardio y el núcleo con más frecuencia de lo que cree. Se daría cuenta muy rápidamente si su cardio fuera deficiente o su núcleo demasiado débil, y la vida se le haría más difícil. Ejercitar el núcleo y realizar cardio tiene muchos beneficios.

Beneficios:

1. Resistencia

El cardio es lo que le mantiene en marcha a lo largo del día. Al entrenar cardio, está aumentando su capacidad para seguir adelante. Cuanto más ejercicio cardiovascular haga, más tiempo podrá mantenerse activo y lleno de vida. La resistencia cardio es la fuerza para subir las escaleras sin tener que pararse a recuperar el aliento.

2. Reduce las lesiones

El cardio mantiene su corazón bombeando. Sin cardio, el corazón empezaría a debilitarse. El cardio ayuda a reducir sus posibilidades de sufrir enfermedades cardiacas y otras afecciones. Al realizar cardio, está tomando una "píldora" extra que el médico no puede darle para proteger su salud en general. El cardio puede ayudar a reforzar el sistema inmunológico y a mantener frescas las articulaciones. El cardio es una forma de ejercicio protector general que el cuerpo necesita. Un núcleo fuerte puede ayudar a evitar que nos caigamos cuando nos agachamos o alcanzamos un objeto. Un núcleo fuerte ayuda a sostener una espalda y una parte superior del cuerpo fuertes. El núcleo también es crucial para movimientos como ponerse en cuclillas y volver a levantarse sin tambalearse ni caerse.

3. Movimiento

El cardio le permite moverse. Si hace cardio, podrá moverse mucho. Cuanto más cardio haga, más energía tendrá para mantenerse despierto cuando quiera jugar con sus nietos o mascotas. El cardio es actividad, y la actividad es uno de los principales requisitos para una vida feliz y sana. Entrenar el tronco le permite moverse con más fluidez y libertad. El núcleo sostiene su cuerpo y le ayuda a realizar la mayoría de las tareas diarias que lleva a cabo sin darse cuenta. Si mantiene fuerte el núcleo, podrá seguir adelante durante más tiempo y mantener la estabilidad a medida que envejece.

4. Control del peso

El cardio es la respuesta a cómo perder peso. Manteniendo el cardio, se mantiene al día de las calorías que necesita quemar. El cardio es la mejor manera de vencer la grasa corporal no deseada o de ayudarle a perder unos kilos por su salud. El cardio le ayuda a mantenerse en marcha y las articulaciones sueltas, para que pueda seguir manteniéndose activo y controlar su peso a diario.

Descargo de responsabilidad:

El cardio es una parte esencial de la forma física, pero es crucial que hable con su médico para asegurarse de que está lo suficientemente sano para ciertos ejercicios. El cardio puede suponer un reto, y existen riesgos de caídas o de estar lejos de casa dando un paseo, por ejemplo. Hable con su médico y llame a su pareja si le preocupa su seguridad al realizar estos ejercicios.

Capítulo 8: Equipamiento esencial

El ejercicio puede y debe ser agradable. Requiere esfuerzo, pero al final debería sentirse bien. El ejercicio es como pequeños juegos que ayudan a potenciar su cuerpo a través de actividades. Las numerosas opciones de equipamiento son un aspecto del ejercicio que puede ser tanto negativo como positivo. El equipamiento puede ser una motivación para aquellos que no quieren malgastar su inversión, pero también puede echar para atrás a algunos usuarios que no están seguros de qué comprar y qué no.

Por lo general, el ejercicio requiere cierto equipamiento. Cuanto más equipamiento tenga, más opciones tendrá para la selección de ejercicios. Esto puede beneficiar a algunos que se aburren rápidamente con el mismo ejercicio o a los que tienen objetivos más avanzados que intentan alcanzar diversificando. Sin embargo, el equipamiento no es necesario para hacer un buen ejercicio. Puede empezar a moverse rápidamente, como en el caso del baile para hacer cardio.

El aspecto del equipamiento en el ejercicio puede ser abrumador porque cada nivel tiene muchas opciones. Ahora que ya tiene todos los ejercicios para mantenerse en forma, repasaremos el equipamiento que puede o no necesitar para realizar esos ejercicios. También le daremos una idea de lo necesarios que son los distintos equipos para mantenerse en forma. Seleccionar y comprar equipamiento puede ser un motivador positivo para ejercitarse, ya que le servirá como recordatorio para entrenar y como un aspecto divertido y personalizado de todo el proceso.

He aquí algunas opciones en cuanto a equipamiento y orientación sobre en qué pueden ayudar estos artículos.

Mancuernas

Esenciales.

Las mancuernas son una parte importante del fitness y se utilizan en casi todos los programas de entrenamiento con pesas. El entrenamiento con mancuernas puede ayudar a desarrollar fuerza, perder peso o mantener la capacidad de realizar movimientos funcionales.

Las mancuernas vienen en muchas formas y pesos. Es mejor empezar por lo bajo cuando se empieza con un programa de ejercicios, y también se recomienda conseguir varios pesos diferentes si es posible. Tener mancuernas ofrece la posibilidad de hacer ejercicio en casa. Son la base de muchos de los ejercicios que debe realizar.

Aspectos positivos

- Las mancuernas no ocupan demasiado espacio, ya que pueden apilarse contra la pared o esconderse debajo de la cama.

- Son fáciles de usar, ya que puede coger una y empezar a moverla para realizar muchos ejercicios.

- Proporcionan diferentes opciones y variaciones de ejercicios cuando se utiliza una en lugar de un conjunto.

Aspectos negativos

- Son algo caras. Suelen costar alrededor de la misma cantidad que el peso real indicado. Aunque pueden ser caras, duran mucho tiempo y pueden utilizarse a diario.

Pueden ser peligrosas porque son pesadas e implacables. Puede dejar caer una mancuerna o patearla contra el suelo y posiblemente hacerse daño. Dejar caer una banda de resistencia no le hará tanto daño, pero tienen su propio conjunto de inconvenientes.

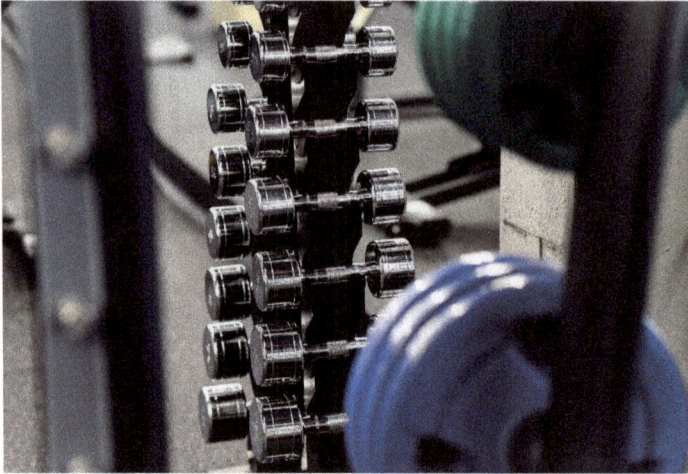

Un soporte para mancuernas

Barras de peso

No son imprescindibles.

Las barras de peso funcionan de forma muy similar a las mancuernas. Tienen una barra larga y pesada que requiere que se carguen en ellas placas de peso para hacer ejercicio. Se utilizan para desarrollar la fuerza, son una parte importante del fitness y se emplean en la mayoría de los programas de entrenamiento con pesas.

Las barras pueden ser una gran opción para los levantadores de pesas, los culturistas y aquellos que disponen de espacio suficiente en casa para ejercitarse. Con una barra, puede realizar movimientos compuestos y de cuerpo entero, como sentadillas y peso muerto.

Aspectos positivos

- Ideal para grandes movimientos.

- Puede cargar mucho peso en una barra para realizar levantamientos más pesados.

- Duran mucho tiempo. Las barras y sus pesas son muy duraderas.

Aspectos negativos

- Ocupan espacio. La barra es larga y normalmente pesada, y los discos suelen ser más grandes que los platos de cocina.

- Los discos tendrán que comprarse por separado. Los discos de una barra tendrán que comprarse en juegos, ya que ambos lados de la barra están cargados. Esto significa que posiblemente tenga que comprar muchos discos para realizar un entrenamiento completo.

- Necesita espacio para realizar los movimientos con una barra. Aunque la barra es una gran herramienta, necesitará un espacio abierto y posiblemente un gran y caro soporte para sentadillas que le ayude a realizar algunos ejercicios con ella.

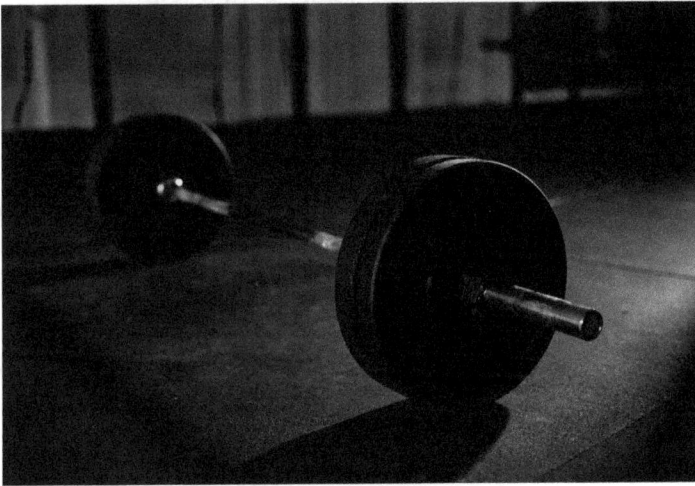

Una barra cargada con discos de pesas

Bandas de resistencia

No son imprescindibles, pero sí recomendables.

Las bandas de resistencia son una gran alternativa a las mancuernas. Son ligeras y no ocupan espacio, pero pueden proporcionar resistencia para el entrenamiento de fuerza. Las bandas de resistencia también pueden ayudar con ciertos movimientos de rotación o tracción que son superiores a los de las mancuernas. Las bandas de resistencia vienen en muchos pesos y tipos diferentes; hay versiones con empuñadura y sin empuñadura.

Una de las funciones más importantes de las bandas de resistencia es proporcionar terapia. Pueden utilizarse para maniobras de estiramiento y ejercicio para aquellos que no pueden utilizar pesas debido a restricciones físicas. Aunque son una gran herramienta, no son necesarias para un buen entrenamiento.

Aspectos positivos

- Las bandas de resistencia se prescriben a menudo a las personas mayores como una opción más segura que las pesas reales. Pueden ejercer menos tensión sobre las articulaciones.

- Son pequeñas y ligeras, por lo que no corre el riesgo de que se le caigan y le provoquen lesiones. Puede dejar caer rápidamente una banda de resistencia sin apenas consecuencias si es demasiado para usted.

- Las bandas de resistencia son fáciles de guardar o llevar con usted, ya que se pueden meter en una bolsa pequeña o en un cajón.

Aspectos negativos

- Pueden romperse y hacerle daño si no tiene cuidado. Aunque es algo que no es muy frecuente, una banda de resistencia podría soltarse o romperse y golpear bruscamente al usuario.

- Puede necesitar algo a lo que sujetarlas mientras realiza muchos movimientos de ejercicio. Mientras que puede coger una mancuerna y empezar a levantar peso, las bandas de resistencia suelen requerir un montaje con un anclaje para sujetar el otro extremo de la banda.

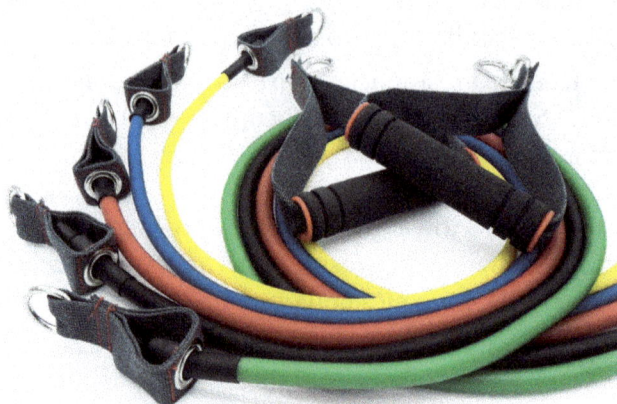

Un juego de bandas de resistencia con agarraderas

Cuerda de saltar

No es imprescindible.

La cuerda de saltar es una pieza del equipo de ejercicio tradicional que es genial para el cardio. Saltar a la cuerda es un ejercicio sencillo, pero no es para todo el mundo. No es la mejor idea para las personas mayores andar dando saltos, ya que muchos tienen restricciones físicas, además de que sus articulaciones envejecidas no apreciarán el esfuerzo.

Saltar la cuerda es un ejercicio recomendado para muchos, pero no es la mejor opción para las personas mayores. Requiere ritmo y velocidad para realizar el movimiento y saltos constantes.

Aspectos positivos

- Las cuerdas de saltar son baratas y pueden comprarse en muchos sitios a buen precio.

- Las cuerdas de saltar pueden guardarse cómodamente, ya que ruedan o se pliegan hasta alcanzar un tamaño compacto.

- Saltar a la cuerda es un ejercicio cardiovascular que puede realizarse solo en casa con grandes resultados.

Aspectos negativos

- Saltar a la cuerda requiere mucho movimiento, lo que no es seguro para muchas personas mayores.

- Saltar a la cuerda puede ser peligroso incluso para los ejercitadores experimentados. Las cuerdas de saltar pueden hacerle tropezar fácilmente o golpearle en la cara mientras intenta realizar el movimiento.

- Necesitará una buena cantidad de espacio para saltar a la cuerda. Puede sacar una cuerda de saltar al exterior, pero a muchos les gusta hacer ejercicio en el interior, y saltar a la cuerda probablemente requerirá reorganizar su espacio de entrenamiento.

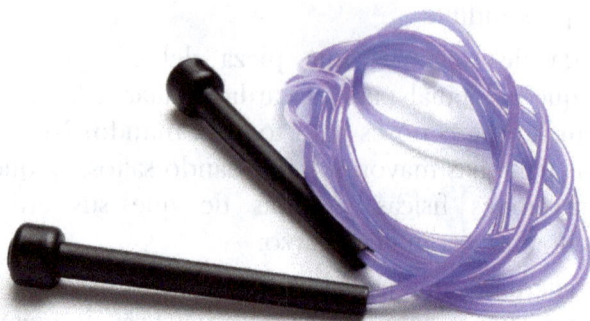

Una cuerda de saltar enrollada

Zapatos para correr y zapatos para caminar

Esenciales.

Unas buenas zapatillas para correr son una pieza esencial del equipo de ejercicio; proporcionan una medida de seguridad a la vez que aumentan el rendimiento durante el ejercicio. Encontrar el calzado adecuado para correr o caminar puede hacer que el movimiento requerido se sienta mejor y reducir la tensión que ejerce sobre las articulaciones. El calzado deportivo específico puede utilizarse para correr, caminar, realizar ejercicios de fuerza e incluso yoga.

El calzado también puede ser un gran motivador. Comprar y encontrar el calzado adecuado puede mantener a un deportista motivado para probar y seguir utilizando su nueva adquisición. Hay una gran variedad de zapatillas para correr y caminar. Las opciones pueden resultar abrumadoras para algunos, pero son beneficiosas porque se adaptan a diferentes pies, pasos y estilos que benefician al usuario.

Aspectos positivos

- Las zapatillas pueden ayudarle a motivarse para levantarse y utilizarlas para hacer ejercicio.

- Pueden ayudar a reducir la presión o el dolor de las articulaciones al caminar y correr

- Duran mucho tiempo y pueden utilizarse para una actividad funcional como ir de paseo a la tienda.

Aspectos negativos

- Hay muchos tipos de zapatillas para elegir, lo que puede resultar abrumador.

- Las zapatillas para caminar y correr pueden ser caras. Aunque hay opciones más baratas, algunas de las zapatillas de mejor calidad le costarán más de lo que un principiante puede querer gastar

- Encontrar la zapatilla adecuada requiere tiempo y esfuerzo, lo que puede resultar desalentador. También puede causar problemas al usuario si se elige la zapatilla equivocada.

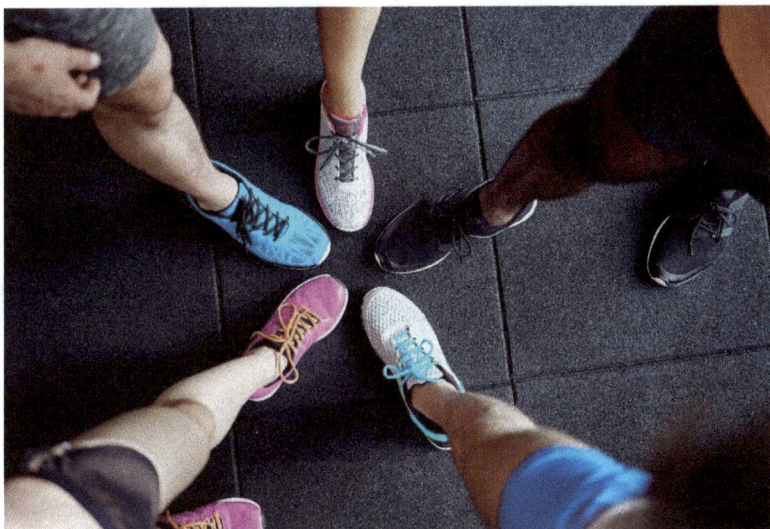

Adultos mostrando sus zapatillas de correr

Rueda de abdominales

No es imprescindible.

La rueda de abdominales es una pieza específica de un equipo de ejercicios que se dirige al núcleo haciendo que el usuario extienda la parte superior de su cuerpo sobre las rodillas utilizando los brazos extendidos. El movimiento es desafiante, pero los resultados pueden sentirse claramente. La rueda de abdominales es un artículo más pequeño que es bueno cuando se trata de almacenamiento, pero se necesita un poco de espacio para usarlo. La rueda de abdominales es un ejercicio que fortalece el núcleo.

Aunque la rueda de abdominales es una pieza excelente para los ejercicios del núcleo, no es esencial. La rueda de abdominales requiere mucha fuerza y habilidad y es probablemente inadecuada para muchas personas mayores. Puede sobrecargar los hombros y la zona lumbar. La rueda de abdominales es probablemente para ejercitadores más avanzados o culturistas. La tabla es una opción mucho más segura que puede hacerse en cualquier lugar sin equipamiento.

Aspectos positivos

- Muy eficaz para fortalecer el núcleo
- Solo ocupa un poco de espacio
- Se puede utilizar en un espacio pequeño como el salón

Aspectos negativos

- No es un movimiento funcional que trabaje hacia su objetivo de mantener la independencia
- Supone un esfuerzo para las articulaciones que puede desanimar o marginar a quien lo practica
- Requiere mucha fuerza para utilizarlo y es más adecuado para quienes tienen un nivel de forma física establecido

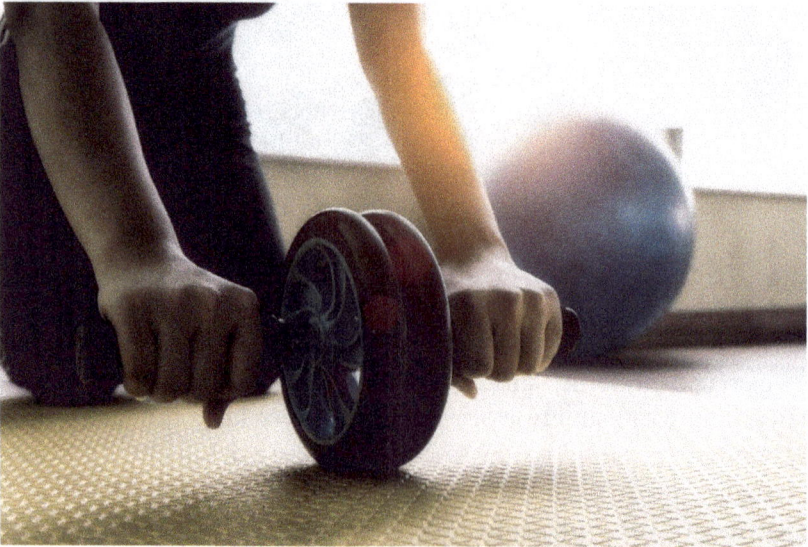

Una rueda de abdominales

Esterilla de yoga

Necesaria.

Una esterilla de yoga es una estera fina que se puede extender para proporcionar una superficie de ejercicio. La esterilla se utiliza durante las clases de yoga para definir el espacio en el que debe permanecer el ejercitador, proporcionándole un lugar limpio y seguro para realizar sus movimientos. Puede servir como espacio de ejercicio e incluso ser un motivador, ya que su estilo y color pueden seleccionarse personalmente. Las esterillas de yoga son suaves y están fabricadas con una textura que proporciona un agarre extra.

Aunque una esterilla de yoga no se utiliza para ningún movimiento, es el lugar donde se realizarán sus movimientos. Le proporcionará un lugar seguro con un agarre adicional para pararse y realizar sus movimientos. Las esterillas de yoga pueden utilizarse como su lugar para realizar movimientos de fuerza, cardio en el suelo, estiramientos o yoga.

Aspectos positivos

- Las esterillas de yoga son relativamente baratas y fáciles de encontrar.

- Son sencillas de guardar y almacenar en un lugar apartado.

- Ayudan a evitar quemaduras o lesiones por resbalarse en una superficie como el suelo de madera.

Aspectos negativos

- No son necesarias para realizar cualquier entrenamiento, pero hacen que muchos entrenamientos sean más fáciles y seguros.

- Ocupan un espacio al desplegarlas que algunos pueden no tener en su hogar.

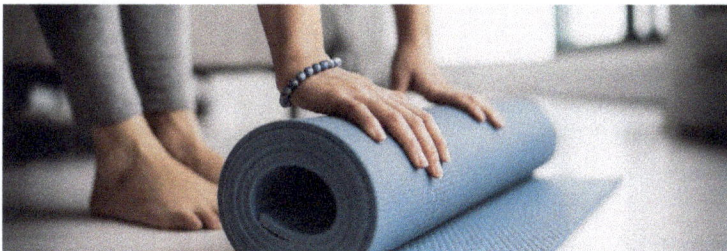

Una esterilla de yoga parcialmente enrollada

Ropa de fitness

Esencial.

La ropa con la que se ejercita es importante. Aunque puede realizar movimientos con su ropa habitual, no siempre le sienta bien y no siempre es seguro. La ropa de fitness proporciona una opción ligera que le permite moverse con libertad. La ropa de fitness es muy funcional y puede utilizarse para cardio, entrenamiento de fuerza o incluso yoga.

La ropa que elija para hacer ejercicio puede motivarle o desanimarle. La ropa de fitness proporciona al deportista algo que puede seleccionar personalmente para sentirse cómodo y seguro cuando hace ejercicio. La ropa de ejercicio también protege la ropa cotidiana del deportista para que no se estropee durante una sesión de ejercicio.

Aspectos positivos

- Seleccionar y llevar ropa de fitness puede ser una fuente de motivación.

- Proporciona un movimiento sin restricciones.

- Protege el resto de la ropa de la persona que hace ejercicio de posibles daños mientras se ejercita.

Aspectos negativos

- Hay tantas opciones que pueden resultar desalentadoras para algunos.

- Algunas marcas y estilos de ropa de fitness pueden resultar caros.

- No es necesaria para realizar ningún ejercicio, pero es mucho más práctica que la ropa normal.

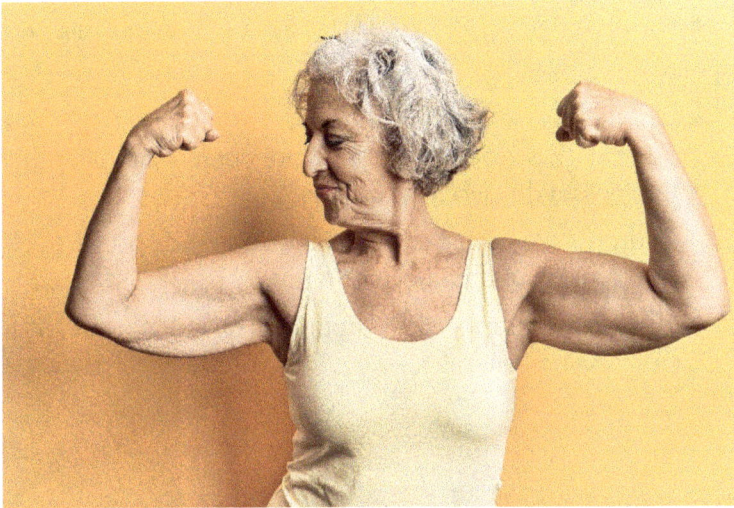

Un adulto mayor luciendo con orgullo un top de fitness

Pelota de ejercicio

No es imprescindible, pero sí recomendable para las personas mayores.

La pelota de ejercicios es una gran pelota hinchable de goma que se utiliza para realizar diversos ejercicios. La pelota de ejercicios no pesa mucho, pero es incómodamente grande y puede rebotar. Se utiliza para ejercicios de fuerza, cardio, estabilidad y equilibrio. Aunque el uso de una pelota de ejercicios no es necesario, puede ser muy beneficioso para las personas mayores que intentan mantener la estabilidad y el equilibrio.

Las pelotas de ejercicio proporcionan una herramienta divertida para dar sabor a algunos entrenamientos y hacer posibles otros en casa. Se pueden encontrar en la mayoría de las tiendas y a menudo vienen con su propia forma de inflar el balón. Puede resultar algo difícil acostumbrarse a utilizar una pelota de ejercicios, y los ejercicios también pueden resultar desafiantes para algunos usuarios.

Aspectos positivos

- Aumenta la estabilidad y el equilibrio.
- Un complemento divertido para incorporar a cualquier entrenamiento.
- Aumenta el número de ejercicios que se pueden realizar.

- No pesa demasiado, y dejarla caer no es muy peligroso.

Aspectos negativos

- Una pelota de ejercicios inflada es grande y ocupa mucho espacio. En realidad, no hay un buen lugar para guardar una pelota de ejercicios inflada.

- Podría saltar y hacer que el usuario cayera al suelo de forma inesperada a poca distancia.

- No es necesario para mantenerse en forma o hacer ejercicio en general.

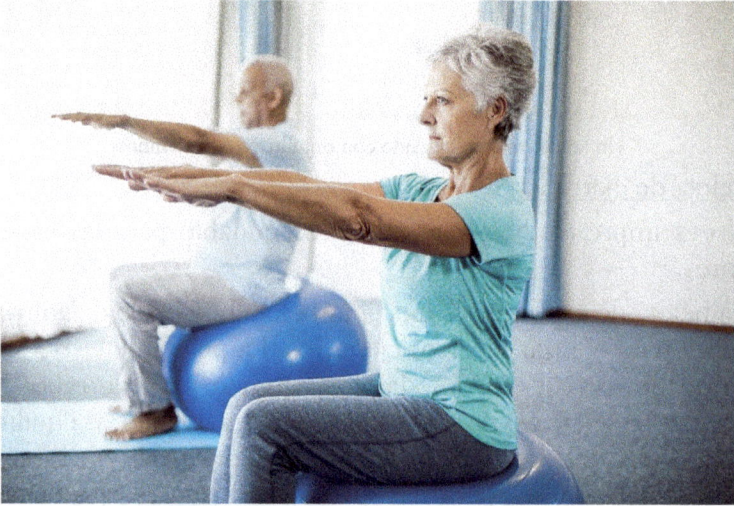

Personas mayores utilizando pelotas de ejercicio

Plataforma de step

Esencial.

La plataforma de step añade otro nivel a muchos entrenamientos. Se trata simplemente de un pequeño escalón rectangular que puede colocarse en un terreno llano para que el usuario se suba a él. La plataforma ofrece muchas opciones de ejercicios funcionales que los usuarios pueden realizar. Aunque se trata simplemente de un escalón, añade una nueva dimensión y grado de dificultad a muchos entrenamientos. Las plataformas de step pueden desarrollar la fuerza, mejorar el equilibrio y la estabilidad, e incluso utilizarse para movimientos cardiovasculares.

La plataforma de step ocupa espacio, ya que se trata de una tabla rectangular lo suficientemente grande como para mantenerse de pie con seguridad. Aquellos que tengan su propio escalón en casa probablemente no estarán interesados en una plataforma. Sin embargo, es una herramienta excelente para las personas mayores o para quienes intentan mantener la capacidad de realizar movimientos funcionales.

Aspectos positivos

- Añade muchos movimientos de ejercicio a su arsenal.
- Aunque requiere subir un escalón, la plataforma es relativamente segura y probablemente más segura que una opción de escalón doméstico.

Aspectos negativos

- La plataforma de step ocupará espacio para guardar.
- Para realizar algunos movimientos en la plataforma de step, necesitará una cantidad decente de espacio.
- Pueden ser caras, especialmente para que un principiante invierta en ellas.

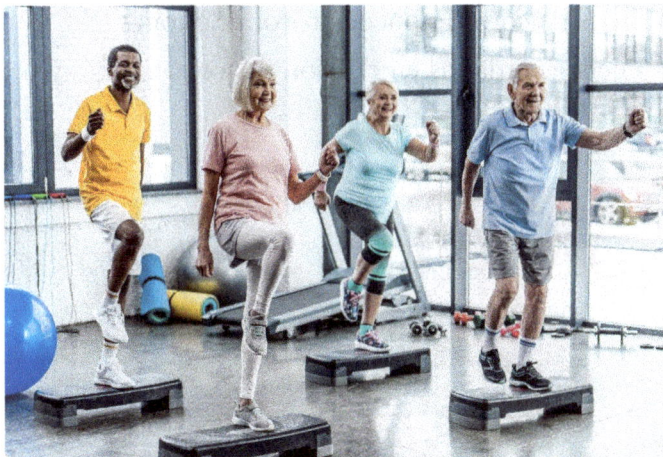

Personas mayores que utilizan una plataforma de escalones

Muñequeras

No son imprescindibles.

Las muñequeras suelen estar hechas de tela resistente o un material similar. Sirven para sujetar las pesas que está levantando o para apoyar las muñecas durante un movimiento. Son utilizadas por muchos levantadores de peso y culturistas y pueden ser una herramienta valiosa. Las muñequeras son una forma pequeña y cómoda de mejorar su capacidad de levantamiento y añadir algo de seguridad a un movimiento que de otro modo sería peligroso.

Las muñequeras no son necesarias para hacer ejercicio. Son un artículo de elección personal que puede beneficiar o no al usuario. Las personas mayores no suelen levantar cargas pesadas ni realizar maniobras de peso muy peligrosas, por lo que las muñequeras no les sirven de mucho. Motivan a algunos ejercitadores, ya que son piezas de equipamiento específicas para el fitness, pero para muchos, no tienen ninguna utilidad.

Aspectos positivos

- Las muñequeras son pequeñas y fáciles de guardar
- Pueden mejorar su capacidad de levantamiento
- Suelen ser baratas y fáciles de adquirir

Aspectos negativos

- No son necesarias para ningún movimiento
- Su uso incorrecto puede provocar lesiones
- Puede guardarlos en el cajón de los calcetines y perder de vista uno o ambos

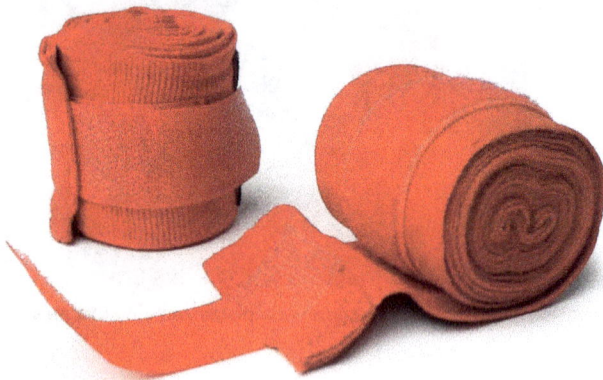

Un par de muñequeras

Capítulo 9: Trabaje la fuerza de sus articulaciones

Mientras que los músculos le impulsan a través de la actividad y el ejercicio, las articulaciones le mantienen unido. No importa lo fuerte que sea, no irá a ninguna parte sin que sus articulaciones funcionen correctamente. Las articulaciones ayudan a conectar el cuerpo y a mantenerlo como una máquina completa y bien engrasada con muchas piezas que funcionan. Las articulaciones son sin duda importantes, pero envejecen igual que el resto del cuerpo y a veces incluso más rápido.

Las articulaciones se desgastan con la edad debido al tiempo y al uso constante, y se vuelven frágiles, rígidas o pierden el cartílago amortiguador que nos sostiene. Todas las personas mayores deben prestar atención a la salud de las articulaciones, tanto si hacen ejercicio como si no. Mantener las articulaciones en buen estado de salud para mantenerse en movimiento requiere algo más de tiempo y atención. Este esfuerzo adicional mediante estiramientos, dieta y ejercicios terapéuticos puede marcar la diferencia entre ser una persona mayor activa o inactiva.

Las articulaciones que causan más problemas son las rodillas, las caderas, los hombros y las muñecas. Si es consciente de este hecho y actúa, podrá evitar problemas graves. Repasaremos algunos consejos dietéticos, estiramientos y ejercicios que pueden servirle como píldora mágica para ayudar a mantener sus articulaciones.

Dieta

Las articulaciones están formadas por ligamentos, cartílagos, huesos y un líquido lubricante espeso llamado líquido sinovial. Las articulaciones son complejas y nos permiten realizar movimientos increíbles. Lo que come puede afectar directamente a sus articulaciones y a su capacidad de movimiento.

El dolor y la rigidez de la mayoría de las articulaciones se deben a la inflamación, que puede estar causada por la dieta, el uso excesivo, una lesión o la edad. Aunque no puede hacer retroceder el reloj, puede introducir los nutrientes adecuados en su cuerpo para engañarlo y que se sienta más joven. Una dieta antiinflamatoria puede ayudar a reducir el dolor articular y aumentar la movilidad. Entre los alimentos que provocan inflamación se encuentran los fritos, los procesados y los ricos en azúcar.

Alimentos antiinflamatorios que puede añadir a su dieta se encuentran:

- Frutos secos.
- Leche.
- Pescado.
- Brócoli.
- Coliflor.
- Aceite de oliva.
- Judías.
- Ajo.
- Chocolate amargo.

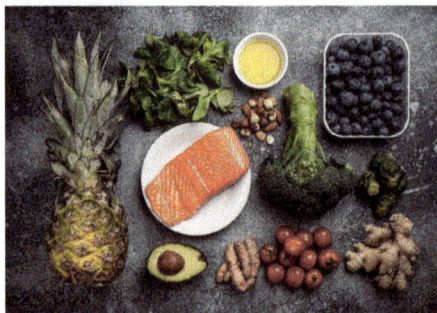

Una selección de alimentos antiinflamatorios

Suplementos

También existen suplementos que pueden ayudar a las articulaciones envejecidas. Los suplementos son añadidos a la dieta, normalmente en forma de pastillas, que pueden aportar al organismo nutrientes adicionales necesarios. Todos estos suplementos pueden adquirirse en la farmacia local, en una tienda de vitaminas o en muchas grandes superficies. Mientras su médico le receta un antiinflamatorio como el ibuprofeno para sus articulaciones, también puede plantearse tomar estos suplementos naturales para obtener mayores resultados. Estos suplementos, a través de sus métodos únicos, le ayudarán a reducir la inflamación a la vez que fortalecen sus articulaciones.

Suplementos para las articulaciones

- Glucosamina.
- Condroitina.
- MSM.
- Omega-3.
- Vitamina D.
- Cúrcuma.

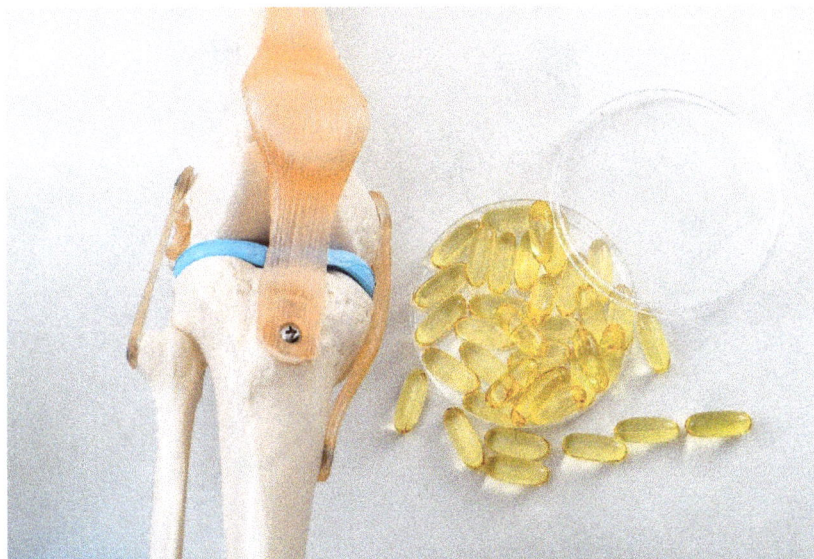

La articulación de la rodilla y los suplementos de omega-3

Estiramientos y ejercicios para las articulaciones

Rodillas

Flexión de rodilla

Para este ejercicio, debe comenzar con una silla o un mostrador delante de usted para apoyarse. Puede avanzar hasta conocer el apoyo una vez establecido el equilibrio.

1. Colóquese delante del mostrador y agárrese a él para mantener el equilibrio.

2. Los pies deben estar juntos. Exhale. Levante el pie derecho y póngalo detrás de usted doblando la rodilla a 90 grados si es posible.

3. Inhale. Baje el pie hasta el suelo enderezando la rodilla.

4. Repita esto durante tres series de 10 repeticiones para cada pierna. Descanse 30 segundos entre las series.

FLEXION AND EXTENSION

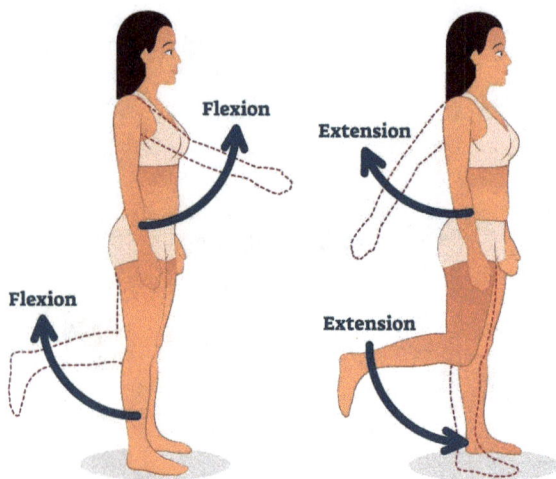

Una mujer demuestra la flexión y extensión de la rodilla

Extensiones de rodilla

1. Siéntese en una silla o sofá lo suficientemente alto como para que las rodillas puedan formar un ángulo de 90 grados con los pies apoyados en el suelo justo debajo de las rodillas. Muévase en la silla si es necesario para lograr una posición en la que la silla apoye los muslos.

2. Siéntese recto en la silla con el pecho erguido y los hombros hacia atrás. Mantenga un cuello neutro. Coloque las manos sobre los muslos para apoyarse. Exhale. Extienda la pierna izquierda por la rodilla. Levante la parte inferior de la pierna hasta que forme una línea recta con el resto de la pierna paralela al suelo.

3. Inhale y baje lentamente la pierna hasta el ángulo de 90 grados, posición inicial.

4. Repita este movimiento durante tres series de 10 repeticiones para cada pierna. Descanse de 30 a 60 segundos entre series.

Pasos laterales

1. Póngase de pie con los pies separados a la anchura de las caderas.

2. Dé un paso hacia la izquierda de forma que los pies queden muy separados.

3. Dé un paso cerca de la pierna izquierda con la pierna derecha.

4. Repita el movimiento hacia el otro lado.

5. Repita esta serie 10 veces durante dos o tres series. Descanse 30 segundos entre series.

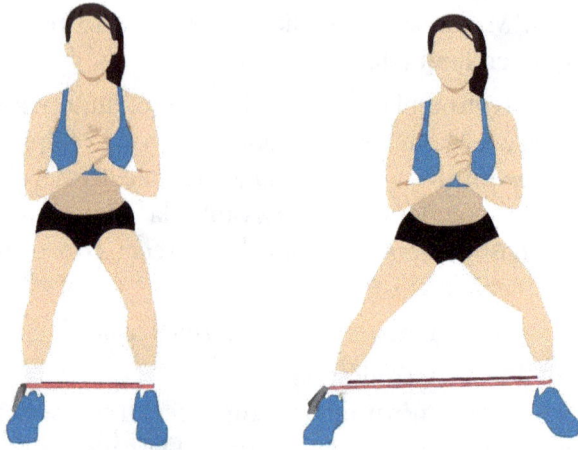

Step-Ups

Para este ejercicio, necesitará una plataforma de step u otra superficie plana y segura sobre la que subirse. Podría utilizar un escalón de porche si está en un lugar seguro y no es demasiado alto.

Nota: Este ejercicio puede hacerse desde múltiples ángulos para ayudar a mejorar el equilibrio en la fuerza al moverse o pisar en varias direcciones. Puede pisar y retroceder, pisar y retroceder, pisar y retroceder lateralmente (paso lateral) o pisar y retroceder lateralmente. También puede empezar en el escalón y bajar y volver a subir. Utilice estos ángulos diferentes para hacer que el entrenamiento sea más desafiante o para mantener el entrenamiento emocionante.

1. Póngase de pie delante del escalón. Sus pies solo deben estar ligeramente separados. Preste atención a dónde está el escalón frente a usted.

2. Exhale y diríjase con el pie derecho; suba al escalón.

---

3. A continuación, suba el pie izquierdo al escalón. El paso debe ser un movimiento fluido de 1-2.

4. Inhale y baje del escalón liderando con el pie derecho. Siga con el izquierdo.

5. Repita este movimiento durante tres series de 10 a 12 repeticiones. Cambie de pierna y diríjase primero con el pie izquierdo para otras tres series. Descanse 60 segundos entre series.

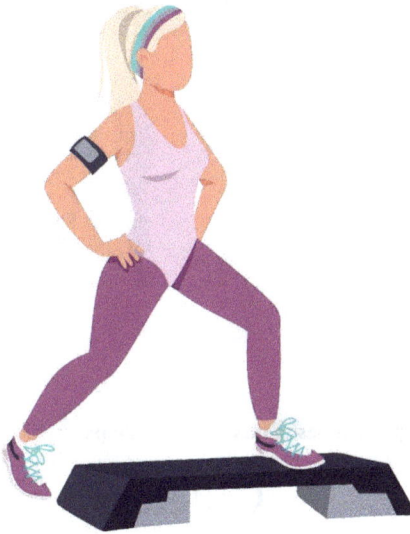

Una mujer sube a una plataforma de step

Elevaciones de pantorrilla

Dependiendo de su nivel de forma física, para este ejercicio necesitará una silla como apoyo, sin equipamiento, o un juego de mancuernas ligeras. Puede empezar utilizando la silla y progresar hasta las mancuernas.

1. Póngase de pie con unas mancuernas ligeras en las manos a los lados. Mantenga los pies juntos.

2. Exhale y empuje hacia arriba a través de las bolas de sus pies. Utilice las pantorrillas para levantar los medios pies y los talones del suelo. Muévase lentamente y no rebote.

3. Exhale y baje lentamente. Una vez que sus pies estén apoyados en el suelo, inclínese ligeramente hacia atrás sobre los talones para levantar los dedos y las puntas de los pies del suelo.

4. Vuelva a poner los pies planos brevemente antes de repetir el movimiento desde el principio.

5. Repita el movimiento durante dos series de 10 repeticiones. Descanse de 30 a 60 segundos entre series.

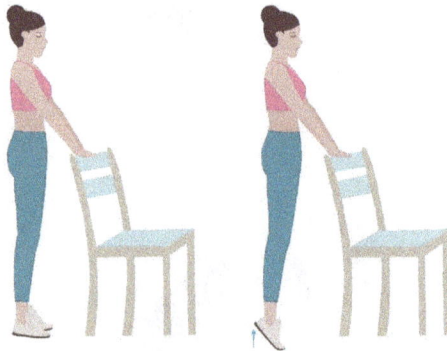

Una mujer demuestra una elevación de pantorrillas con apoyo

Caderas

Flexión de cadera parado

Para este ejercicio, puede agarrarse a un mostrador o a una silla para apoyarse hasta conseguir el equilibrio adecuado.

1. Póngase de pie con las manos en las caderas. Dé un paso grande hacia delante con el pie derecho, de modo que el muslo forme un ángulo de 45 grados.

2. Levante el talón de la pierna izquierda y doble la rodilla.

3. Empuje la pelvis o las caderas hacia delante apretando los glúteos.

4. Mantenga esta posición durante 30 segundos y luego cambie de pierna.

5. Repita este estiramiento de 2 a 3 veces con cada pierna.

HIP FLEXOR STRETCH

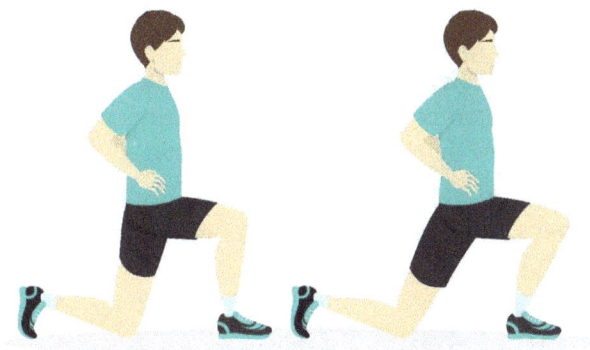

Un hombre demuestra el estiramiento de flexión de cadera de pie

Rodilla al pecho

1. Acuéstese y lleve las rodillas hacia el pecho.

2. Envuelva las rodillas dobladas con los brazos para mantenerlas en su sitio.

3. Tire de las rodillas hacia el pecho y meta la barbilla en el pecho.

4. Mantenga esta posición durante 15 segundos

5. Relájese extendiendo las piernas hacia atrás. pero manteniéndolas levantadas del suelo.

6. Repita el estiramiento durante tres series.

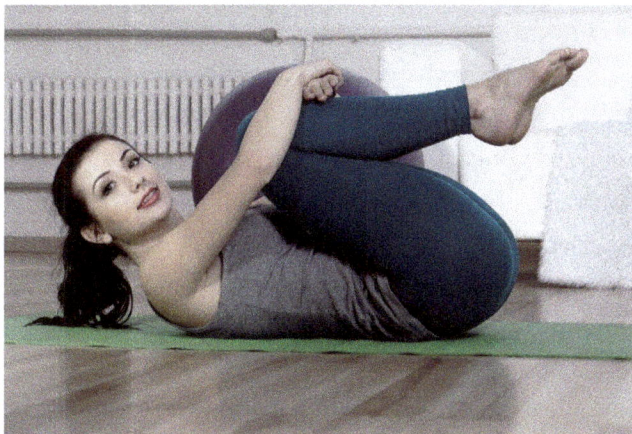

Una mujer realiza un agarre de rodilla al pecho

Círculos de cadera

1. Póngase de pie con los pies ligeramente más anchos que los hombros. Ponga las manos en las caderas y doble las rodillas.

2. Haga grandes círculos en el sentido de las agujas del reloj girando lentamente las caderas. Mantenga el tronco y la parte inferior de las piernas en su sitio.

3. Gire durante 30 segundos antes de cambiar de dirección y girar en sentido contrario a las agujas del reloj durante 30 segundos.

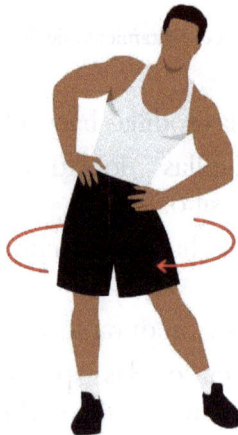

Un hombre realizando círculos de cadera

Elevación de piernas rectas en decúbito prono

1. Acuéstese boca abajo en el suelo.

2. Contraiga el núcleo y apriete los glúteos.

3. Exhale. Levante lentamente una pierna del suelo manteniendo el resto del cuerpo hacia abajo.

4. Aguante 3 segundos en la parte superior antes de inspirar y bajar la pierna.

5. Repita este movimiento durante dos series de 10 repeticiones para cada pierna.

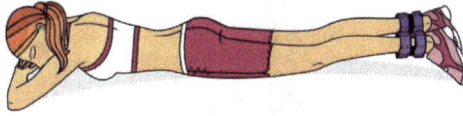

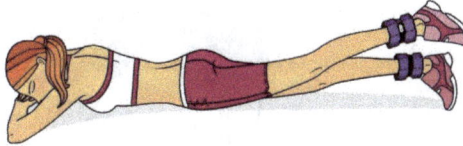

Abductores de cadera

Necesitará una silla de pared resistente o un mostrador para apoyarse para este ejercicio.

1. Póngase de pie con los pies separados a la anchura de las caderas y sujétese a la silla que tiene delante. Mantenga la espalda recta y el cuello neutro.

2. Levante la pierna derecha hacia un lado y hacia atrás (en diagonal). Es un movimiento ligero. Mantenga el pie ahí durante 3 segundos.

3. Vuelva a llevar el pie derecho desde atrás a la posición inicial.

4. Realice este movimiento 5 veces para cada pierna.

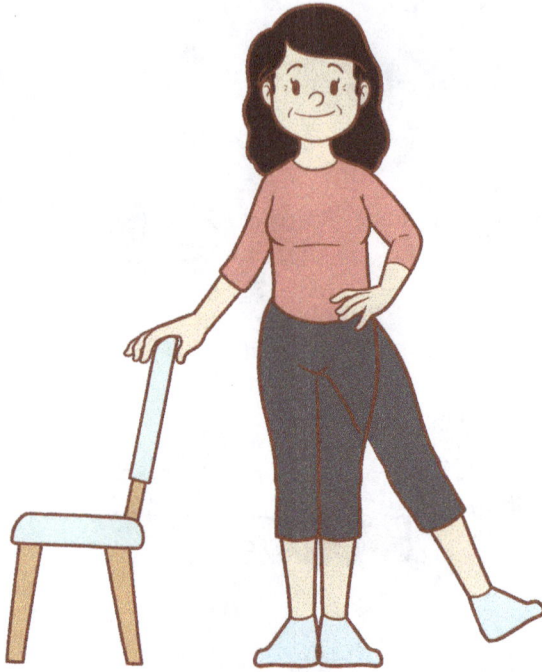

Una mujer realiza un abductor de cadera de pie

Hombros

Estiramiento de hombros

1. Siéntese en una silla. Mantenga la espalda recta y el pecho erguido.

2. Coloque la mano derecha sobre el hombro izquierdo. Utilice la mano izquierda para ayudarse a apoyar el codo. Intente mantener el codo derecho a la altura del hombro.

3. Tire del codo derecho hacia el hombro izquierdo con la mano izquierda y sentirá un ligero estiramiento. Una vez que sienta el estiramiento, mantenga ese punto durante 10 segundos.

4. Cambie de lado. Realice de dos a tres series para cada lado.

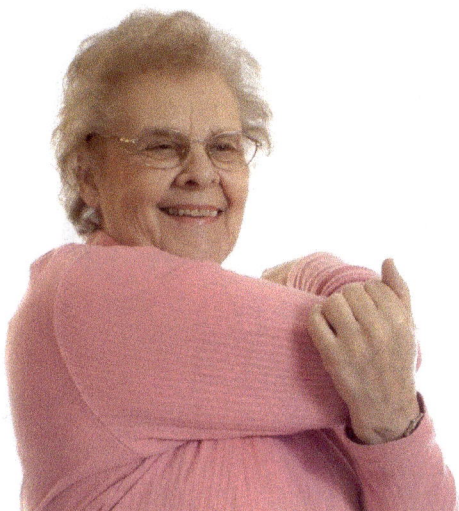

Una mujer realiza un estiramiento de hombros

Giros de hombros

1. Póngase de pie o siéntese con el pecho erguido, la columna vertebral neutra y el núcleo contraído. Sus hombros deben estar hacia atrás y hacia abajo. Mantenga una posición orientada hacia delante.

2. Encoja los hombros lo más alto que pueda hacia las orejas. No encorve la espalda, no sobresalga el cuello ni permita que los hombros se desplomen hacia delante.

3. Apriete los omóplatos y lleve los hombros hacia atrás una vez que haya encogido los hombros lo más alto posible.

4. Tire de los hombros hacia abajo activando la parte media de la espalda.

5. Una vez que haya alcanzado la postura inicial neutra, redondee ligeramente la parte superior de la espalda para presionar los hombros hacia delante manteniendo un núcleo fuerte.

6. Comience un nuevo giro de hombros encogiéndose de nuevo hacia arriba.

7. Realice tres series de 10 a 15 repeticiones. Descanse 30 segundos entre series.

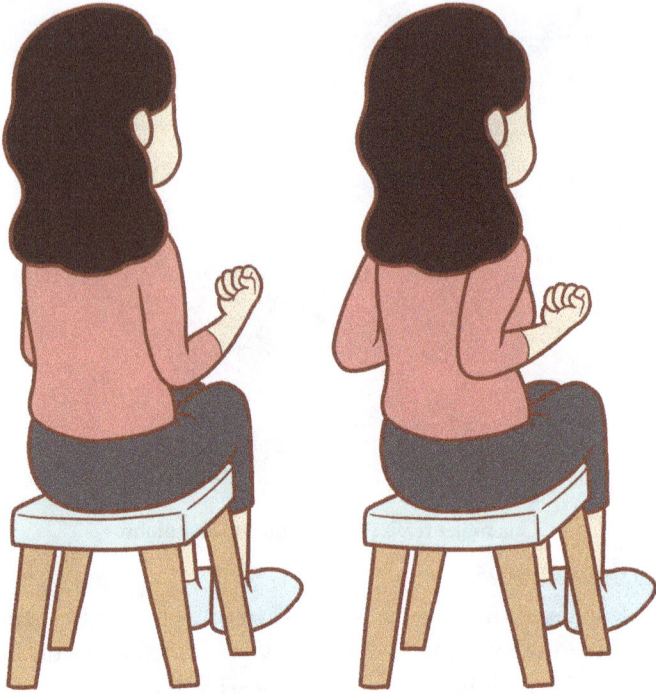

Una persona mayor gira los hombros hacia atrás

Círculos con los hombros

1. Siéntese en una silla. Mantenga la espalda recta y el cuello neutro.

2. Levante las manos y coloque los dedos encima de los hombros.

3. Mientras mantiene los dedos sobre el hombro, haga un círculo con los hombros hacia delante.

4. Repita este movimiento, pero haga círculos hacia atrás.

5. Complete 15 rotaciones hacia delante y 15 rotaciones hacia atrás. Descanse 30 segundos entre cada dirección.

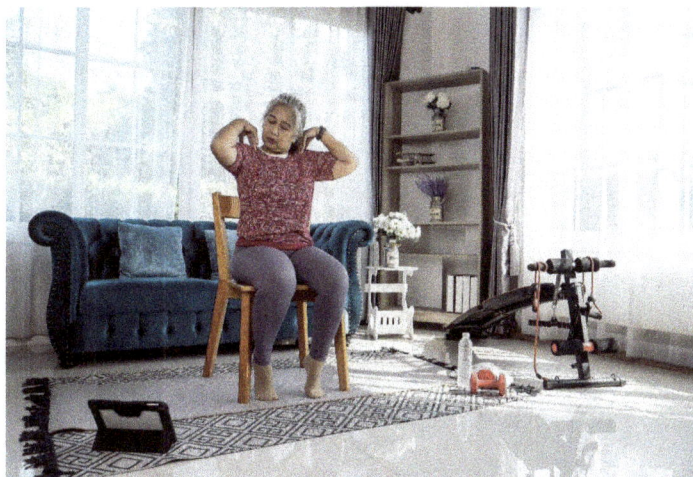

Una mujer mayor realiza círculos con los hombros

Alcance por encima de la cabeza

1. Siéntese en una silla. Mantenga la espalda recta y el cuello neutro.

2. Entrelace los dedos en su regazo.

3. Exhale. Levante los brazos por encima de la cabeza manteniendo los dedos entrelazados.

4. Inhale y baje los brazos de nuevo a su regazo.

5. Repita este movimiento al menos 10 veces.

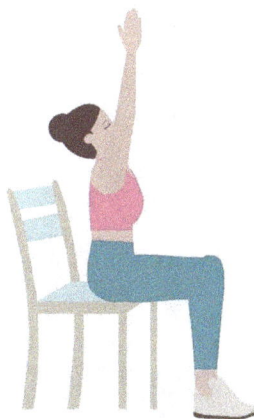

Una mujer realizando un estiramiento de alcance por encima de la cabeza

Estiramiento de la parte superior de la espalda y los hombros

1. Siéntese en una silla. Mantenga la espalda recta, el pecho erguido y el cuello neutro.

2. Junte las palmas de las manos y manténgalas delante del pecho en posición de oración.

3. Exhale y lleve los brazos por encima de la cabeza.

4. Separe las manos y mire con las palmas hacia delante.

5. Inhale y apriete los omóplatos mientras baja los brazos hacia los lados hasta que queden paralelos al suelo.

6. Lleve las manos hacia el regazo y luego hacia arriba para volver a la posición de oración.

7. Repita este movimiento durante 15 repeticiones.

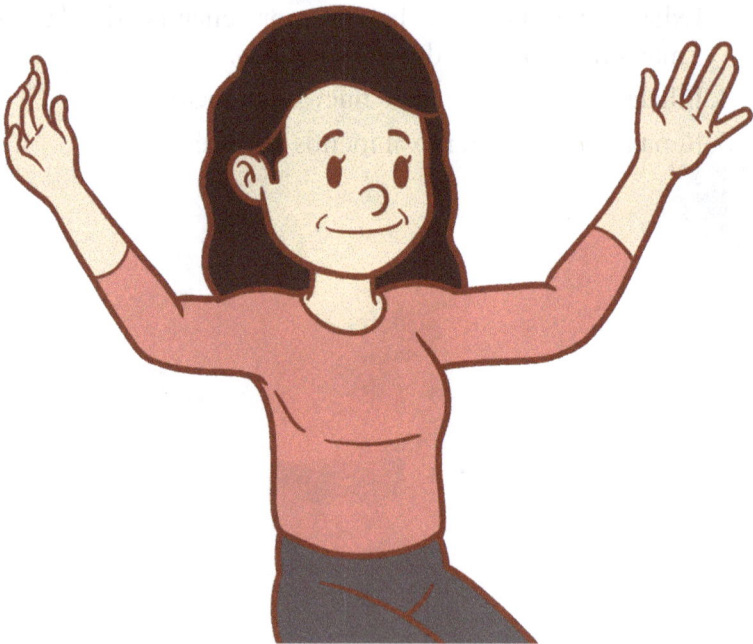

Una mujer realiza un estiramiento de la parte superior de la espalda

Muñecas

Flexión y extensión del brazo

1. Póngase de pie o siéntese en una silla. Mantenga la espalda recta y extienda el brazo derecho hacia delante.

2. Mantenga el brazo a la altura del hombro. Utilice el brazo izquierdo para apoyar el derecho agarrándolo por debajo del antebrazo.

3. Cierre el puño con la mano derecha. Usando solo la muñeca, mueva el puño hacia arriba todo lo que pueda y luego lentamente hacia abajo todo lo que pueda.

4. Continúe llevando la muñeca por todo su rango de flexión y extensión durante al menos 12 segundos

5. Repita con el brazo izquierdo.

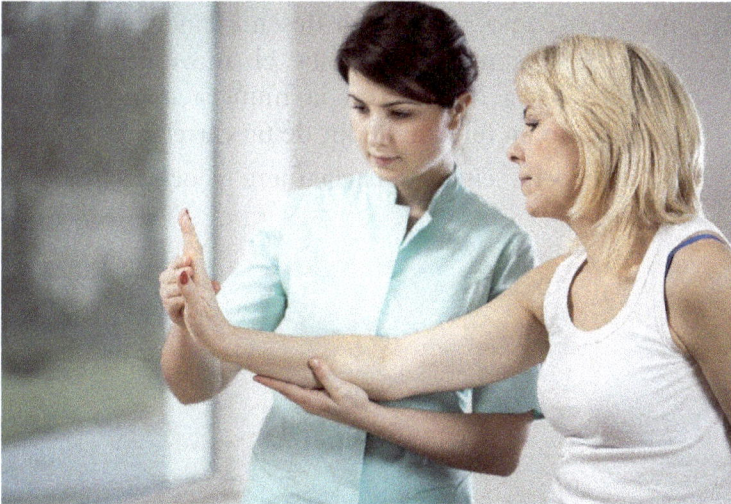

Una mujer estirando la muñeca en flexión con ayuda

Flexión del pulgar

1. Siéntese en una silla o de pie y mantenga la espalda recta y el cuello neutro. Mantenga los hombros hacia abajo.

2. Mantenga las manos separadas a una distancia ligeramente superior a la de los hombros, de forma que las palmas miren hacia delante. Las manos deben estar justo por encima de la altura de los hombros.

3. Mantenga los dedos bien separados.

4. Toque su dedo índice con el pulgar y manténgalo así durante un segundo.

5. Vuelva a abrir bien la mano.

6. Toque con el pulgar los dedos corazón, anular y meñique del mismo modo.

7. Complete 10 series tocando cada dedo una vez.

Círculos en la muñeca

1. Póngase de pie y mantenga los brazos extendidos delante de usted. Mantenga el equilibrio.

Modificación: Si no puede mantener los brazos extendidos, puede mantener los codos a los lados y doblarlos 90 grados para que las manos se mantengan rectas delante de usted. Realice los siguientes pasos desde esta posición.

2. Sin mover los brazos, haga círculos hacia fuera con las muñecas como si estuviera desenrollando una bobina de hilo. A continuación, repita el movimiento haciendo círculos hacia dentro con la muñeca como si estuviera enrollando un hilo alrededor de un carrete.

3. Realice ocho círculos hacia fuera y ocho círculos hacia dentro.

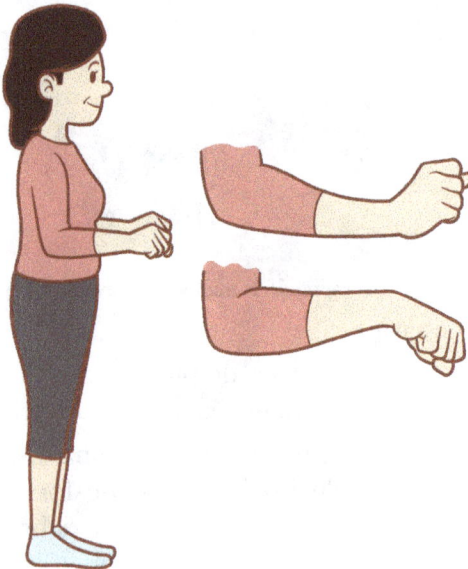

Una mujer realizando círculos con la muñeca

Estiramiento radial y cubital de la muñeca

1. Póngase de pie o siéntese en una silla. Mantenga la espalda recta y el cuello neutro.

2. Extienda el brazo derecho hacia delante con el pulgar apuntando hacia el techo. Intente mantener el brazo a la altura del hombro.

3. Cierre el puño con la mano derecha. Utilice la mano izquierda para apoyar el brazo derecho agarrando el antebrazo derecho justo por debajo del codo.

4. Con la muñeca derecha, baje lentamente el puño todo lo que pueda.

5. Vuelva a tirar lentamente del puño hacia arriba todo lo que pueda.

6. Realice cinco repeticiones de arriba y abajo para cada muñeca.

Apretón de pelota

Para este ejercicio de muñeca, necesitará una pelota de ejercicios que pueda apretar, o puede sustituirla por un calcetín enrollado.

1. Siéntese en una silla o póngase de pie. Mantenga la espalda recta.

2. Agarre un calcetín o una pelota para apretar con la mano.

3. Levante la mano hasta por encima y justo por delante del hombro doblando el codo. Mantenga la palma de la mano mirando hacia delante.

4. Apriete la pelota con todos los dedos y manténgala así mientras cuenta hasta 5.

5. Realice tres series de compresiones para cada mano. Descanse 10 segundos entre series.

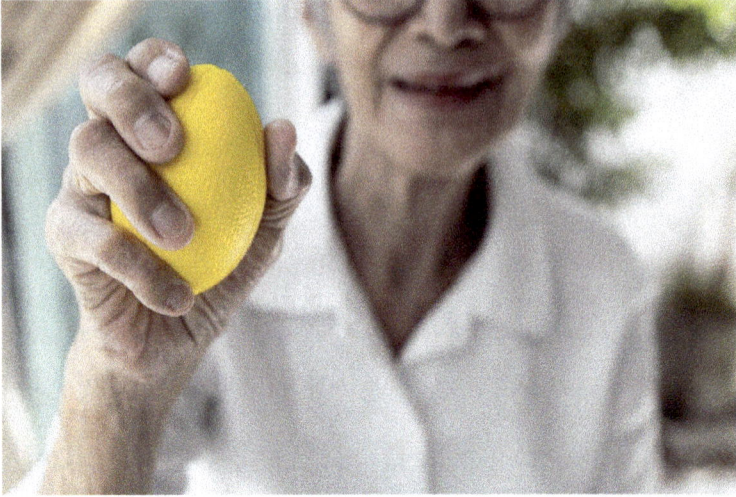

Una persona mayor realiza un apretón de pelota

Descargo de responsabilidad: Aunque las articulaciones suelen doler a medida que envejecemos, no está bien sentir dolor. Si experimenta dolor en las articulaciones, se recomienda que hable con su médico sobre las formas de controlarlo y aliviarlo. Estos estiramientos y ejercicios pueden ayudar a mantener sanas las articulaciones, pero pueden no ser adecuados para todo el mundo. Una vez autorizado por su médico, utilice estos estiramientos como herramienta personal para mantener su independencia.

Capítulo 10: Construir el equilibrio. Yoga y yoga en silla

Mientras que el ejercicio ayuda a mantener la mente, las articulaciones y el cuerpo, el yoga puede ayudar a elevarlos. El yoga es una práctica ancestral que existe desde hace miles de años y se utiliza para centrar la mente y el cuerpo al tiempo que se centra en aportar paz al espíritu.

El yoga ayuda a estirar los músculos y a aflojar las articulaciones a la vez que aumenta la circulación. Los movimientos del yoga ponen peso sobre el cuerpo o lo estiran en diferentes posturas que fortalecen los músculos y las articulaciones. Estas posturas de yoga pueden ayudar a fortalecer los huesos, algo esencial para las personas mayores.

Las personas mayores pueden beneficiarse de la práctica del yoga junto con una rutina de ejercicios completa. El yoga incorpora movimientos que aumentan la flexibilidad, fortalecen y relajan la mente. Los atletas utilizan el yoga con regularidad para mantener su forma física, flexibilidad y concentración para sus deportes. Practicar yoga junto con sus ejercicios puede ayudarle a reducir las posibilidades de sufrir lesiones y el tiempo de recuperación muscular. Mejore su equilibrio y desarrolle fuerza funcional con el yoga

Dado que el yoga utiliza conjuntamente la respiración y los estiramientos, reduce el estrés y puede ayudar a mejorar el sueño.

Aunque las personas mayores ya no tengan trabajos a tiempo completo, siguen teniendo estrés, y el yoga puede ayudar a controlarlo. Al reducir el estrés y promover un mejor sueño, puede reforzar su sistema inmunológico y reducir los casos de lesiones. Practicar yoga al día o yoga a diario puede ayudarle a aumentar su capacidad para realizar los ejercicios que necesita para mantenerse en forma, al tiempo que mantiene el ánimo alto.

Ejercicios de yoga

Gato-vaca

Este estiramiento puede realizarse en una silla o en el suelo, dependiendo de su nivel de forma física y de sus restricciones.

1. Colóquese sobre las manos y las rodillas con las palmas planas. Mantenga los hombros sobre las muñecas y las caderas directamente sobre las rodillas. Comience con la espalda recta.

2. Inhale. Baje el vientre, eche los hombros hacia atrás, mire al cielo y levante las nalgas. Esta es la parte "vaca" de la postura.

3. Exhale. Meta la barriga hacia dentro, redondee la espalda, meta la rabadilla, baje la cabeza y mire hacia el vientre. Este es el aspecto "gato" de la postura.

4. Mantenga cada postura brevemente antes de cambiar a la siguiente.

5. Realice tres series de gato-vaca.

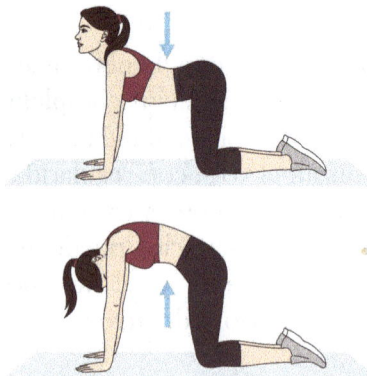

Una mujer demuestra la gato-vaca

187

Sujeción inversa de brazos

Para este estiramiento necesitará una silla.

1. Siéntese en una silla con la espalda recta. Muévase hacia delante de forma que su espalda no toque el respaldo de la silla.

2. Inhale y extienda los brazos hacia los lados con una ligera flexión en el codo.

3. Mantenga los brazos bajos mientras los rodea por detrás y agarre la muñeca opuesta por detrás de la parte baja de la espalda.

4. Mantenga el pecho y la cabeza erguidos. Arquee ligeramente la espalda mientras mantiene esta posición durante 3 segundos.

5. Vuelva a extender los brazos hacia los lados y colóquelos en el regazo delante de usted.

6. Realice de 3 a 5 series de este movimiento.

Postura de la paloma en silla

Necesitará una silla para este estiramiento.

1. Siéntese en una silla con la espalda recta. Mantenga la espalda alejada del respaldo de la silla.

2. Tire con cuidado del tobillo izquierdo sobre la rodilla derecha.

3. Exhale e inclínese hacia delante por la cintura llevando el pecho hacia la pantorrilla izquierda. Mantenga esta posición durante 5 segundos.

4. Inhale y vuelva a subir el torso a la posición inicial.

5. Cambie de lado y repita.

6. Realice 3 repeticiones de este estiramiento para cada pierna.

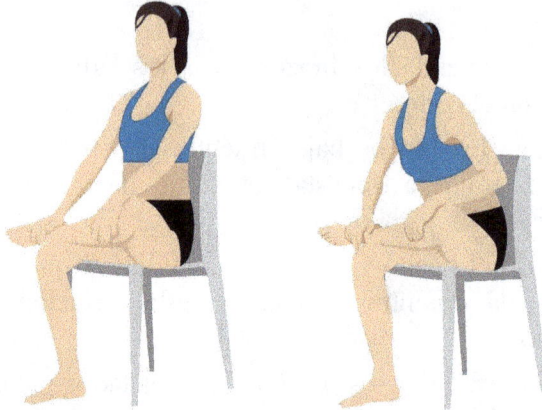

Postura del águila

Necesitará una silla para este estiramiento.

1. Siéntese en una silla y mantenga la espalda recta.

2. Extienda los brazos frente a usted a la altura de los hombros aproximadamente. Dóblelos a 90 grados en el codo, de modo que sus manos queden por encima de los codos.

3. Cruce el brazo derecho sobre el izquierdo y junte los antebrazos. Si no puede cruzar los brazos uno sobre otro, puede cruzar los brazos y agarrar el hombro opuesto.

4. Entrelace los dedos y levante los codos. Arquee ligeramente la espalda.

5. Sentirá un estiramiento en el hombro y en la parte superior de la espalda al elevar los codos juntos.

6. Mantenga el estiramiento durante 5 segundos y cambie de brazo.

7. Repita esto 3 veces para cada brazo.

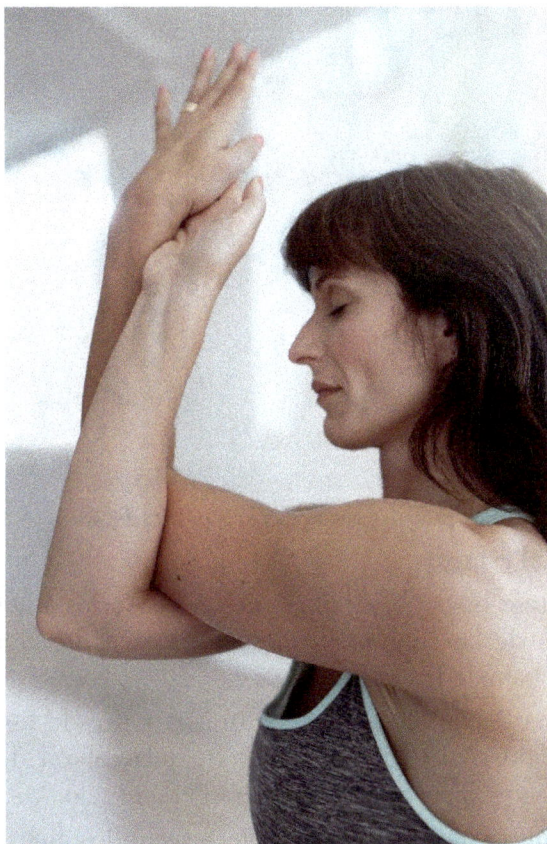

Una mujer demuestra la postura del águila

Postura del árbol

Esta postura puede requerir una silla o un mostrador para mantener el equilibrio.

1. Póngase de pie frente a una silla. Agárrese al respaldo de la silla para apoyarse.

2. Coloque el pie derecho en la cara interna del muslo izquierdo o justo debajo de la rodilla.

3. Tire de la pierna derecha hacia un lado mientras mantiene el pie en el muslo opuesto.

4. Mantenga la posición durante 8 segundos y cambie de pierna. Si no necesita una silla para apoyarse, mantenga las manos delante del pecho en posición de oración.

5. Realice tres series para cada pierna.

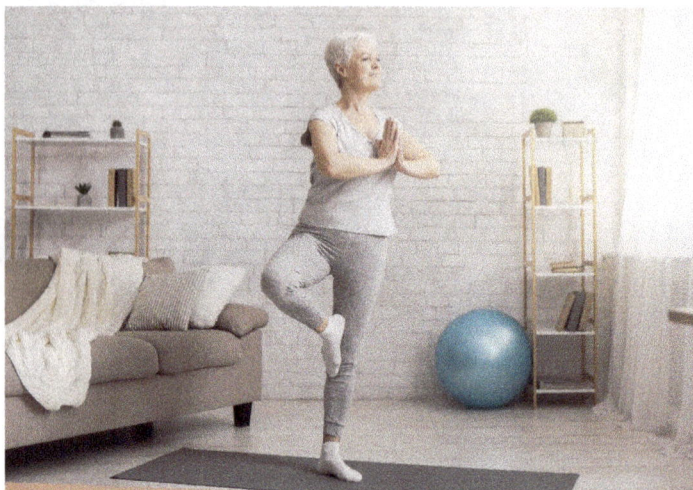
Una persona mayor practica la postura del árbol

Postura del esfinge

1. Acuéstese boca abajo en el suelo. Apoye los antebrazos y las palmas de las manos en el suelo. Los codos deben quedar por debajo de los hombros.

2. Presione hacia abajo con los brazos y tire de los omóplatos hacia atrás para levantar el pecho y la cabeza del suelo. Su estómago y piernas permanecerán en el suelo.

3. Mantenga esta posición durante 8 segundos antes de volver a bajar.

4. Repita esto durante 5 series.

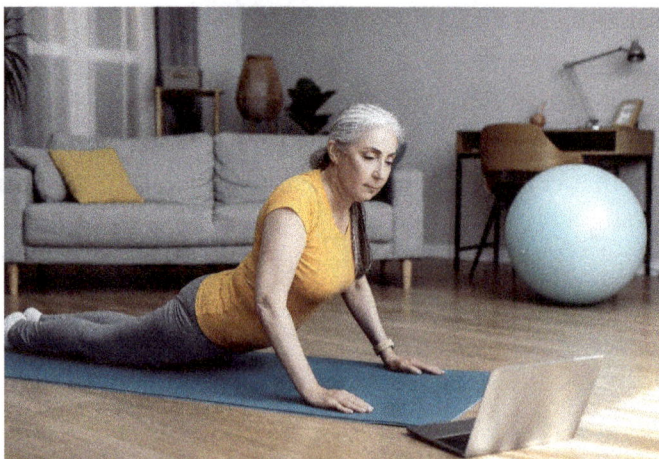
Mujer realizando la pose de la esfinge

Postura del zapatero

1. Siéntese en el suelo y junte las plantas de los pies para que las rodillas se abran hacia los lados.

2. Mantenga los pies juntos con las manos.

3. Exhale. Inclínese hacia delante en dirección a los dedos de los pies hasta que sienta un estiramiento. Intente no redondear la espalda.

4. Aguante 5 segundos e inhale antes de subir lentamente.

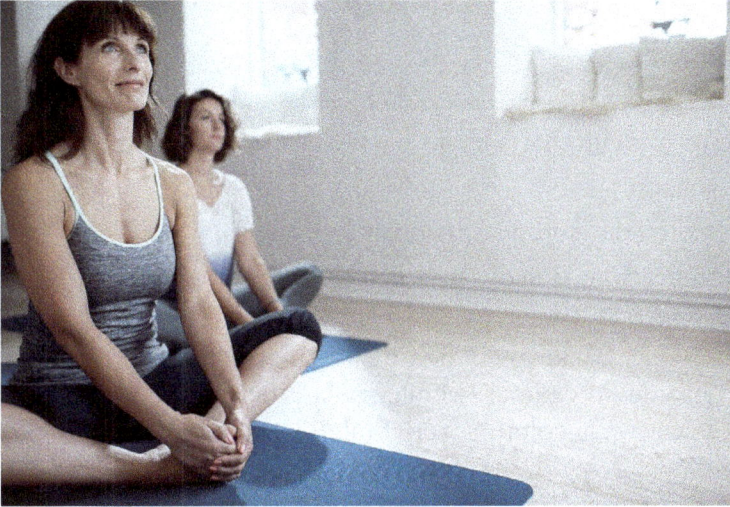

Una mujer sentada en la postura del zapatero

Postura de la montaña

1. Póngase de pie con la espalda recta y el pecho erguido. Mantenga los pies juntos. Abra bien las manos a los lados con las palmas hacia delante.

2. Extienda hacia arriba la columna vertebral y mire hacia arriba mientras mantiene la cabeza alta.

3. Tire de los hombros hacia abajo y hacia atrás. Inhale y exhale.

4. Mantenga la postura durante 8 segundos. Repita esta postura 3 veces.

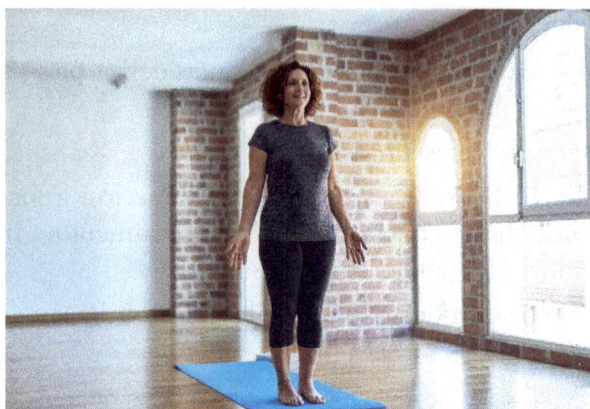

Una mujer realizando la postura de la montaña

Perro mirando hacia abajo

Avanzado

1. Comience sobre las manos y las rodillas.

Modificación: Puede utilizar los antebrazos si la presión es excesiva para las muñecas.

2. Exhale. Meta los dedos de los pies, enderece las rodillas y levante las caderas. Mantenga la cabeza entre los brazos y en línea con la columna vertebral.

3. Inclínese hacia atrás, manteniendo los talones lo más cerca posible del suelo.

4. Mantenga esta posición durante 8 segundos. Inhale y vuelva a bajar hasta las manos y las rodillas.

5. Realice esta postura de 3 a 5 veces.

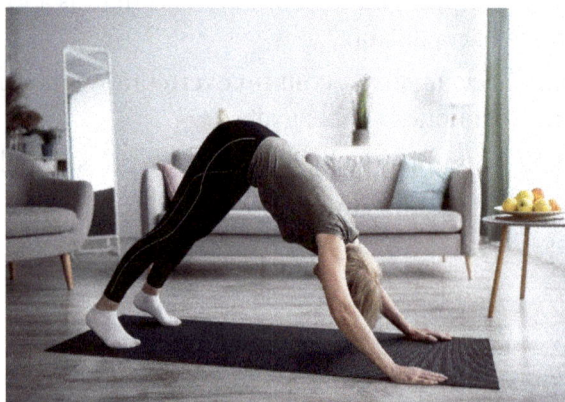

Un adulto realizando la postura del perro mirando hacia abajo

Postura del guerrero 1

Avanzado

Este ejercicio puede realizarse sujetándose a una silla para mayor estabilidad.

1. Póngase de pie junto a una silla con el respaldo cerca de la cadera derecha.

2. Dé un paso adelante con la pierna derecha, pero mantenga la rodilla por encima del tobillo.

3. Dé un paso atrás con la pierna izquierda y gírela ligeramente hacia fuera hasta formar un ángulo de 45 grados.

4. Mantenga las caderas centradas.

5. Inhale y estire la pierna derecha para presionar el cuerpo hacia abajo y sentir un estiramiento. Mantenga la posición durante 3 segundos.

6. Exhale, levante las caderas y doble la rodilla derecha hasta la posición original.

7. Realice tres series de 5 repeticiones para cada pierna. Mueva la silla hacia otro lado cuando cambie de pierna.

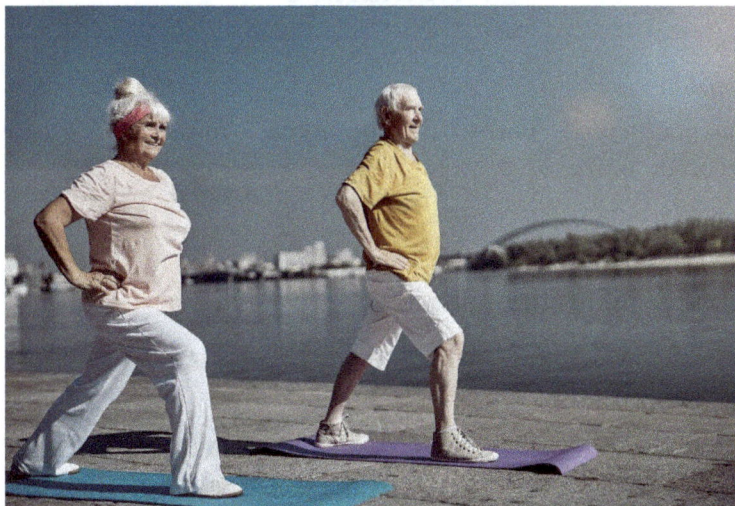

Personas mayores en la postura del guerrero 1

Rutinas de entrenamiento sin pesas

Rutina 1: 6 días por semana

Semana 1

Lunes

Espalda

Calentamiento: Giros de hombros, retracción escapular, balanceo de brazos

Pose de Superman

Ejercicio de buenos días

Elevaciones de brazos de pie

Martes

Bíceps

Calentamiento: Balanceo lateral de brazos, balanceo de brazos, círculos con las muñecas

Press isométrico de bíceps

Curl sin peso

Miércoles

Piernas

Calentamiento: Balanceo de piernas, balanceo lateral de piernas, flexión de rodillas de pie, círculos con tobillos

Sentadilla en silla

Elevaciones de piernas de pie

Puente en el suelo

Extensiones de rodilla

Jueves

Cardio

Calentamiento: Balanceo de piernas, giros de hombros, flexión de rodillas, estiramiento de isquiotibiales sentado

Salir a caminar o a bailar durante 30 minutos

Viernes

Núcleo

Calentamiento: Giros de hombros, retracción escapular, flexión de rodillas de pie

Elevación de brazos

Plancha

Sábado

Yoga

Gato-vaca

Postura del águila

Postura del Guerrero I

Postura de la paloma en silla

Postura del árbol

Domingo

Descanso

Semana 2

Lunes

Pecho

Calentamiento: Balanceo lateral de brazos, retracción escapular, estiramientos de cuello

Flexiones en pared

Flexiones inclinadas

Flexiones

Martes

Tríceps

Calentamiento: Círculos con las muñecas, balanceo de brazos, giros de hombros

Inmersiones

Flexiones con rodilla apoyada

Miércoles

Hombros

Calentamiento: Giros de hombros, retracción escapular, estiramiento de cuello, balanceo de brazos, balanceo lateral de brazos

Elevaciones de brazos de pie

Elevaciones de brazos acostado

Jueves

Cardio

Calentamiento: Balanceo de piernas, giros de hombros, flexión de rodillas, estiramiento de isquiotibiales sentado

Salir a caminar o a bailar durante 30 minutos

Viernes

Núcleo

Calentamiento: Giros de hombros, retracción escapular, flexión de rodillas de pie

Elevación de brazos

Plancha

Sábado

Yoga

Sujeción inversa de brazos

Postura de la montaña

Postura del zapatero

Perro mirando hacia abajo

Postura de la esfinge

Domingo

Descanso

Rutina 2: Empuje (push), tracción (pull) y piernas (leg).

Semana 1

Lunes

Empuje

Calentamiento: Balanceo de brazos, balanceo lateral de brazos, giros de hombros

Flexiones

Inmersiones

Elevación de brazos acostado

Plancha

Martes

Descanso

Miércoles

Cardio

Calentamiento: Balanceo de piernas, giros de hombros, flexión de rodillas, estiramiento de isquiotibiales sentado

Salir a caminar o a bailar durante 30 minutos

Jueves

Tracción

Calentamiento: Retracción escapular, círculos con las muñecas, balanceo de brazos

Elevaciones de brazos de pie

Pose de Superman

Press isométrico de bíceps

Elevación de brazos y piernas

Viernes

Descanso

Sábado

Piernas

Calentamiento: Balanceo de piernas, elevación de caderas, flexión de rodillas de pie, círculos con los tobillos

Sentadilla en silla

Elevaciones de piernas de pie

Puente en el suelo

Extensiones de rodilla

Domingo

Yoga o descanso

Gato-vaca

Postura del águila

Postura del árbol

Postura de la paloma en silla

Postura del Guerrero I

Semana 2

Lunes

Empuje

Calentamiento: Balanceo de brazos, balanceo lateral de brazos, giros de hombros

Flexiones inclinadas

Inmersiones

Flexiones en pared

Plancha

Martes

Descanso

Miércoles

Tracción

Calentamiento: Retracción escapular, círculos con las muñecas, balanceo de brazos

Pose de Superman

Press isométrico de bíceps

Elevaciones de brazos de pie

Jueves

Cardio

Calentamiento: Balanceo de piernas, giros de hombros, flexiones de rodillas, estiramiento de isquiotibiales sentado

Salir a caminar o a bailar durante 30 minutos

Viernes

Yoga o descanso

Sujeción inversa de brazos

Postura de la montaña

Postura del zapatero

Perro mirando hacia abajo

Postura de la esfinge

Sábado

Piernas

Calentamiento: Balanceo de piernas, Balanceo lateral de piernas, Flexión de rodillas de pie

Sentadilla en silla

Elevaciones de piernas de pie

Puente en el suelo

Extensiones de rodilla

Domingo

Descanso

Rutinas de entrenamiento con pesas

Rutina 1: 6 días por semana

Semana 1

Lunes

Pecho

Calentamiento: Círculos con las muñecas, retracción escapular, balanceo lateral de brazos

Press de banca en el suelo

Aperturas con mancuernas

Martes

Tríceps

Calentamiento: Círculos con las muñecas, giros de hombros, estiramientos de cuello

Extensión de tríceps por encima de la cabeza

Inmersiones

Miércoles

Hombros

Calentamiento: Giros de hombros, retracción escapular, círculos con las muñecas

Press por encima de la cabeza

Elevaciones laterales boca abajo

Jueves

Cardio

Calentamiento: Círculos con las muñecas, balanceo de piernas, balanceo lateral de piernas

Caminata con pesas durante 20-30 minutos

Viernes

Núcleo

Calentamiento: Puente en el suelo, flexión de rodillas, estiramiento de isquiotibiales

Elevación de piernas rectas sentado

Estiramiento de oblicuos sentado

Sábado

Yoga

Gato-vaca

Postura del águila

Postura del árbol

Postura de la paloma en silla

Postura del Guerrero I

Domingo

Descanso

Semana 2

Lunes

Espalda

Calentamiento: Giros de hombros, retracción escapular, balanceo de brazos

Remo inclinado

Peso muerto

Martes

Bíceps

Calentamiento: Círculos con las muñecas, retracción escapular, balanceo de brazos

Curl con mancuernas

Tirón de cuerda

Miércoles

Piernas

Calentamiento: Balanceo de piernas, balanceo lateral de piernas, flexión de rodillas, elevación de caderas

Marcha de caderas

Elevaciones de pantorrilla

Sentadilla en silla

Jueves

Cardio

Calentamiento: Balanceo de piernas, balanceo lateral de piernas, flexión de rodillas

Paseo del granjero + Paseo corto al aire libre o baile

Viernes

Núcleo

Calentamiento: Puente en el suelo, flexión de rodillas, estiramiento de isquiotibiales

Elevación de piernas rectas sentado

Estiramiento de oblicuos sentado

Sábado

Yoga

Sujeción inversa de brazos

Postura de la montaña

Postura del zapatero

Perro mirando hacia abajo

Postura de la esfinge

Domingo

Descanso

Rutina 2: Empuje (push), tracción (pull) y piernas (leg).

Semana 1

Lunes

Empuje

Calentamiento: Balanceo de brazos, balanceo lateral de brazos, giros de hombros

Press por encima de la cabeza

Banco de suelo

Extensión de tríceps por encima de la cabeza

Martes

Descanso

Miércoles

Cardio

Calentamiento: Balanceo de piernas, balanceo lateral de piernas, flexión de rodillas

Caminata con pesas 30 Minutos

Jueves

Tracción

Calentamiento: Retracción escapular, círculos con las muñecas, balanceo de brazos

Levantamiento de peso muerto

Remo con banda

Curl de bíceps

Viernes

Descanso

Sábado

Piernas

Calentamiento: Balanceo de piernas, balanceo lateral de piernas, flexión de rodillas

Marcha de cadera

Elevaciones de pantorrilla

Sentadilla en silla

Domingo

Yoga o descanso

Gato-vaca

Postura del águila

Postura del Árbol

Postura de la paloma en silla

Postura del Guerrero I

Semana 2

Lunes

Empuje

Calentamiento: Balanceo de brazos, balanceo lateral de brazos, giros de hombros

Banco de suelo

Aperturas con mancuernas

Elevaciones laterales boca abajo

Martes

Descanso

Miércoles

Tracción

Calentamiento: Retracción escapular, círculos con las muñecas, balanceo de brazos

Tirón de cuerda

Remo inclinado

Curl de bíceps

Jueves

Cardio

Calentamiento: Balanceo de piernas, balanceo lateral de piernas, flexión de rodillas

Caminata del granjero + caminata corta

Viernes

Yoga o descanso

Sujeción inversa de brazos

Postura de la montaña

Postura del zapatero

Perro mirando hacia abajo

Postura de la esfinge

Sábado

Calentamiento: Puente en el suelo, balanceo de piernas, balanceo lateral de piernas, flexión de rodillas

Piernas

Sentadilla en silla

Step Ups

Elevación de pantorrillas

Domingo

Descanso

En el gimnasio

Todos los días

Lunes

Pecho

Calentamiento: Giros de hombros, estiramientos de cuello, retracción escapular, balanceo de brazos

Press de banca en máquina Smith

Prensa con cables

Flexiones

Martes

Calentamiento: Círculos con las muñecas, giros de hombros, balanceo lateral de brazos

Tris

Extensión de tríceps con cable

Patada de tríceps

Miércoles

Hombros

Calentamiento: Giros de hombros, retracción escapular, balanceo lateral de brazos, Círculos con las muñecas

Prensa de hombros en máquina

Elevaciones laterales boca abajo

Jueves

Cardio

Calentamiento: Balanceo de piernas, balanceo lateral de piernas, flexión de rodillas, balanceo de brazos

Máquina elíptica- 30 minutos

Viernes

Núcleo

Calentamiento: Balanceo lateral de brazos, Gato-vaca, balanceos de piernas

Press Pallof

Equilibrios de piernas con pelota de ejercicios

Sábado

Yoga

Sujeción inversa de brazos

Postura de la montaña

Postura del zapatero

Perro mirando hacia abajo

Postura de la esfinge

Domingo

Descanso

Lunes

Espalda

Calentamiento: Balanceo de brazos, balanceo lateral de brazos, retracción escapular, círculos con las muñecas, giros de hombros

Jalón lateral en polea

Remo sentado en polea

Tirones con brazos rectos en polea

Martes

Bíceps

Calentamiento: Balanceo de brazos, retracción escapular, balanceo lateral de brazos, círculos con las muñecas

Curl con cable

Curl de bíceps con mancuernas

Miércoles

Piernas

Calentamiento: Balanceo de piernas, balanceo lateral de piernas, flexión de rodillas, estiramiento de isquiotibiales, círculos con tobillos

Máquina de extensión de piernas

Máquina de curl de piernas

Máquina de prensa de piernas

Jueves

Cardio

Viernes

Núcleo

Calentamiento: Balanceo lateral de brazos, flexiones de rodillas, giros de hombros

Puente en el suelo

Press Pallof

Balanceo de piernas con pelota de ejercicios

Sábado

Yoga

Gato-vaca

Postura del águila

Postura del Árbol

Postura de la paloma en silla

Postura del Guerrero I

Domingo

Descanso

Empuje (push), tracción (pull) y piernas (leg).

Semana 1

Lunes

Empuje

Calentamiento: Círculos con las muñecas, giros de hombros, retracción escapular, balanceo lateral de brazos

Banco en Máquina Smith

Press de hombros en máquina

Patada de tríceps

Elevaciones de brazos y piernas

Martes

Descanso

Miércoles

Cardio

Calentamiento: Balanceo de piernas, flexión de rodillas, estiramiento de isquiotibiales, balanceo de brazos

Máquina elíptica durante 30 minutos

Jueves

Tracción

Calentamiento: Círculos con las muñecas, balanceo de brazos, retracción escapular, giros de hombros

Jalón lateral en polea

Remo con cable sentado

Curl con cable

Plancha

Viernes

Descanso

Sábado

Piernas

Calentamiento: Balanceo de piernas, balanceo lateral de piernas, flexión de rodillas, estiramiento de isquiotibiales, círculos con tobillos

Máquina de extensión de piernas

Máquina de curl de piernas

Máquina de prensa de piernas

Máquina de elevación de pantorrillas

Domingo

Descanso o Yoga

Sujeción inversa de brazos

Postura de la montaña

Postura del zapatero

Perro mirando hacia abajo

Postura de la esfinge

Semana 2

Lunes

Empuje

Calentamiento: Círculos con las muñecas, giros de hombros, retracción escapular, balanceo lateral de brazos

Banco en Máquina Smith

Press de hombros en máquina

Patada de tríceps

Plancha

Martes

Descanso

Miércoles

Tracción

Calentamiento: Círculos con las muñecas, balanceo de brazos, retracción escapular, giros de hombros

Jalón lateral en polea

Remo con cable sentado

Curl con cable

Equilibrios de piernas con pelota de ejercicios

Jueves

Cardio

Calentamiento: Flexión de rodillas, Estiramiento de isquiotibiales, Balanceo de piernas, Elevación de caderas

Bicicleta reclinada durante 30 minutos

Viernes

Descanso o Yoga

Gato-vaca

Postura del águila

Postura del Árbol

Postura de la paloma en silla

Postura del Guerrero I

Sábado

Piernas

Calentamiento: Balanceo de piernas, balanceo lateral de piernas, flexión de rodillas, estiramiento de isquiotibiales, círculos con tobillos

Máquina de extensión de piernas

Máquina de curl de piernas

Máquina de prensa de piernas

Máquina de elevación de pantorrillas

Domingo

Descanso

Conclusión

Ahora tiene toda la información que necesita para empezar y mantenerse en su viaje hacia el fitness. Puede controlar su salud y su futuro utilizando la información proporcionada en este texto. Tome medidas para adoptar un estilo de vida más activo y sentirá los beneficios a diario.

Realice correctamente los calentamientos antes de cada entrenamiento para asegurarse de que los supera sin lesiones. Hacen que la sangre fluya y le aflojan, por lo que el ejercicio resulta más fácil. El objetivo de sus entrenamientos es superarlos y volver mañana a por otro. La constancia y poner un poco de esfuerzo cada día pueden marcar la diferencia.

Al realizar estos movimientos, recuerde centrarse en la tarea que tiene entre manos. Acelerar un entrenamiento y limitarse a mover las pesas puede provocar lesiones, malos resultados y aburrimiento. Dedique de verdad el tiempo y la energía necesarios para sumergirse y haga de sus entrenamientos una parte de su vida. Disfrute del proceso y sienta cómo se hace más fuerte, tiene más energía, duerme mejor por la noche y no se ve frenado en las cosas que quiere conseguir.

El estiramiento es una herramienta valiosa que puede cambiar cómo se siente hoy y mañana. Tómese el tiempo necesario después de los entrenamientos para estirar los músculos utilizados para mejorar sus esfuerzos de entrenamiento y ayudarle a retomar su día. Planifique estirarse todos los días, si es posible, independientemente de su entrenamiento. Los estiramientos le ayudan a mantenerse joven y en el camino hacia una persona más feliz.

No deje que el ejercicio sea una tarea o una carga. Trabaje poco a poco en ello de la forma que desee. No necesita comprar ningún equipo para empezar, pero cuando esté preparado, *le ayudará*. Haga del ejercicio algo divertido y una forma de mantenerse alejado de la consulta del médico. Planifique días de descanso activo y yoga para ayudarle a mantenerse en el buen camino. Estas actividades le harán sentirse mejor mental y físicamente mientras trabaja para acelerar su programa de ejercicio hasta alcanzar el mejor nivel posible.

No olvide compartir su viaje de ejercicio con sus amigos y familiares. Hágales saber los planes que tiene para mejorar su vida y todo el esfuerzo que está realizando. Invitar a algunas de estas personas a que se unan a usted en sus actividades de estilo de vida activo puede hacerlo aún más beneficioso y divertido, ya que se convierte en una aventura social.

Por último, luche por su independencia. El propósito de este libro es recordarle todo lo que puede hacer como persona mayor para ayudarse a sí misma. Márquese un objetivo y utilice este texto repleto de conocimientos como herramienta para conseguirlo. Merece ser feliz como persona mayor, y mantener su independencia le permite hacer lo que desea. Buena suerte en su viaje; ahora, ¡manos a la obra!

Vea más libros escritos por Scott Hamrick

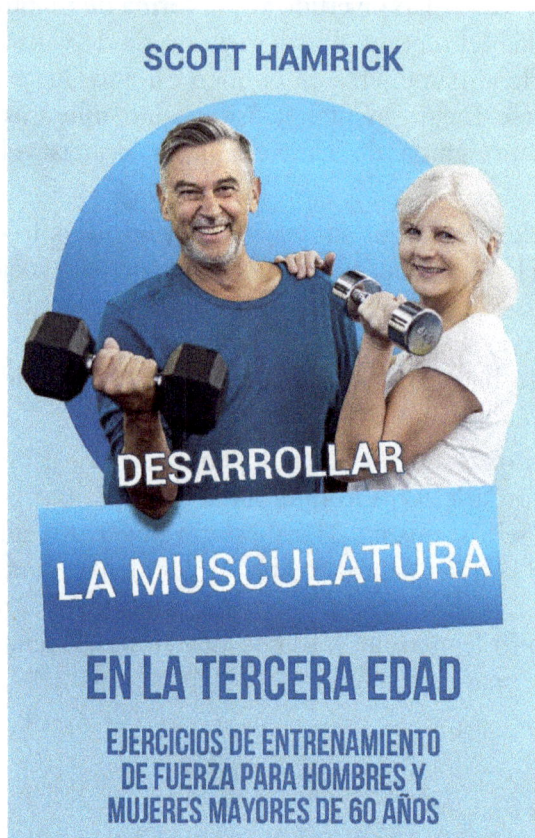

Glosario de términos

A

Abductor- 154

Antiinflamatorio 143, 144

Activar - Activar los músculos y mantenerlos tensos apretando hacia abajo y braceando.

Alimentado - Hacer ejercicio después de comer para que el cuerpo tenga suficiente combustible para utilizar como energía.

B

Bíceps 48, 50, 52, 53, 54, 59. 66, 69, 70, 71. 75

C

Condroitina 144

Curl de bíceps 54, 58, 66

Cardio

Cetosis - Estado en el que el cuerpo depende de la quema de grasa para obtener energía cuando no hay carbohidratos disponibles.

Cuádriceps - Los músculos de la parte delantera del muslo que se utilizan para dar fuerza, como al realizar extensiones de pierna.

Cúrcuma - Especia natural e ingrediente del curry que se utiliza a menudo como suplemento por sus propiedades antioxidantes y antiinflamatorias.

Calentamiento - Movimiento utilizado para preparar una zona del cuerpo aumentando la circulación y movilizando los músculos.

D

Descanso - Periodo entre series utilizado para ayudar al cuerpo a recuperarse antes de realizar más trabajo.

E

Electrolitos - Minerales esenciales para el funcionamiento humano que se pierden a través del sudor. Pueden reponerse mediante bebidas o suplementos para hacer ejercicio.

Elíptica - Máquina de ejercicio estacionaria que le obliga a ponerse de pie y a utilizar los brazos y las piernas en movimiento constante como actividad cardiovascular.

Extensión - Alcanzar o estirar un músculo, articulación o extremidad para aumentar el ángulo entre dos partes del cuerpo, como extender la rodilla para enderezar la pierna.

En ayunas - Hacer ejercicio sin haber comido en las últimas 4 a 8 horas previas para tratar de apuntar a la quema de grasas.

Empuje - Grupo de ejercicios que requieren que utilice sus músculos para alejar objetos del cuerpo o alejar el cuerpo de un objeto.

F

Flexión - Doblar un músculo, extremidad o articulación, normalmente hacia dentro, como doblar un brazo extendido por el codo.

G

Glucosamina - Sustancia natural del organismo que ayuda a amortiguar las articulaciones y que suele utilizarse como suplemento.

Glúteos - Los músculos de las nalgas que se utilizan para ponerse en cuclillas, correr y hacer fuerza.

H

HIIT (Entrenamiento a intervalos de alta intensidad) - Una forma de ejercicio que utiliza breves ráfagas de esfuerzo intenso para ayudar a desarrollar potencia, mejorar la salud cardiovascular y quemar grasa.

I

Isquiotibiales - Los músculos de la parte posterior de los muslos que se utilizan para la potencia de las piernas, como en el levantamiento de peso muerto.

M

MSM (metilsulfonilmetano) - Suplemento dietético que se utiliza para contribuir a la salud de las articulaciones gracias a sus propiedades antiinflamatorias.

Máquina Smith - Una máquina tipo press de banca con una barra de pesas conectada a dos barras deslizantes para mayor seguridad y facilidad de uso por una sola persona.

N

Núcleo- El centro del cuerpo que contiene el torso y el abdomen y ayuda a sostener y mover el cuerpo.

Nutrición - El proceso de obtener los alimentos correctos y equilibrados necesarios para una salud y un funcionamiento adecuados.

O

Oblicuos - El músculo plano a ambos lados de los abdominales

Omega-3 - Un ácido graso saludable que se encuentra de forma natural, pero que a menudo se complementa en forma de aceite de pescado por sus potentes beneficios antiinflamatorios y cardiovasculares

P

Piernas - Agrupación de ejercicios que incorpora todos los movimientos de cintura para abajo que utilizan los músculos de las piernas.

Plancha - Ejercicio isométrico que ayuda a fortalecer el tronco y la espalda estabilizando el cuerpo en una posición elevada.

Pelota de ejercicios - Pelota hinchable de gran tamaño capaz de soportar el peso del cuerpo que se utiliza en muchos ejercicios de equilibrio y abdominales.

R

Repetición- Una repetición es una única realización de un ejercicio, como un curl de bíceps.

S

Serie - Una serie es un grupo de repeticiones realizadas seguidas antes del descanso.

Split - Una forma de dividir una rutina de entrenamiento semanal, como empuje, tracción y piernas.

Suplementos - Un añadido a la dieta para ayudar a mejorar la nutrición o el rendimiento.

T

Tríceps - Músculo de la parte posterior de la parte superior del brazo que se utiliza para empujar cosas.

Tracción - Grupo de ejercicios que requieren que utilice los músculos para tirar del peso hacia el cuerpo o tirar del cuerpo hacia un punto fijo.

V

Vitamina D - Una vitamina esencial utilizada para regular el fosfato y el calcio en el cuerpo, crucial para la salud de los huesos y las articulaciones.

Y

Yoga - Una forma de ejercicio que incorpora estiramientos, fuerza, equilibrio y respiración.